Nicolas Lespinasse

Massages et vibrations sonores

AF153826

Nicolas Lespinasse

Massages et vibrations sonores

De la vibration des sons vers la vibration des cellules du corps

Éditions Vie

Imprint

Any brand names and product names mentioned in this book are subject to trademark, brand or patent protection and are trademarks or registered trademarks of their respective holders. The use of brand names, product names, common names, trade names, product descriptions etc. even without a particular marking in this work is in no way to be construed to mean that such names may be regarded as unrestricted in respect of trademark and brand protection legislation and could thus be used by anyone.

Cover image: www.ingimage.com

Publisher:
Éditions Vie
is a trademark of
Dodo Books Indian Ocean Ltd. and OmniScriptum S.R.L publishing group

120 High Road, East Finchley, London, N2 9ED, United Kingdom
Str. Armeneasca 28/1, office 1, Chisinau MD-2012, Republic of Moldova, Europe
Managing Directors: Ieva Konstantinova, Victoria Ursu
info@omniscriptum.com

Printed at: see last page
ISBN: 978-3-639-77325-5

Massages et vibrations sonores

De la vibration des sons vers la vibration des cellules du corps

Nicolas Lespinasse

Préface

Le Yoga propose une technique, le Hatha Yoga avec une pédagogie qui développe une conscience de la circulation des énergies et de nos sensations intérieures.

Les sons sont partie intégrante du Yoga, au même titre que les postures, le souffle et la méditation.

Bien que ne soignant pas directement, les sons par leur action sur la circulation des énergies dans le corps, contribuent à l'auto-guérison et au bien-être.

Après des années en tant qu'éducateur spécialisé auprès d'enfants handicapés et personnes en difficulté sociale, puis un engagement dans la voie du Yoga traditionnel, c'est fort de ces expériences humaines que Nicolas propose ses massages sonores à tout public, enfants et adultes.

Nicolas est mon « frère spirituel » depuis une dizaine d'années.

Rencontré lors de notre formation de Yoga à l'EFYL de Lyon, j'ai été touché immédiatement par son ouverture d'esprit, sa qualité de présence, et son altruisme.

Notre amitié s'est construite et enrichie au fil des séminaires de Yoga par un échange d'expériences. Il m'a entre autres transmis sa passion pour les instruments vibratoires : didgeridoo, tambour chamane, bol de cristal...

Devant mon enthousiasme, il m'a proposé d'initier mes élèves aux sons et est venu faire une démonstration dans chacun de mes cours. L'accroche a été immédiate, l'émotion unanimement partagée.

Il m'a alors formé, et c'est ensemble que nous avons depuis lors organisé et animé une vingtaine de séances collectives de « massages sonores ».

Les témoignages des participants en fin de séances évoquent « un voyage à travers les cinq continents » (grâce à la diversité des instruments utilisés), « une expérience très agréable, ressourçante, voire bouleversante », « un voyage intérieur », « un moment intense » avec toujours la même demande de renouvellement et d'approfondissement personnel.

S'il est vrai que rien ne remplace l'expérience, cet ouvrage est un excellent accompagnement à la découverte des vibrations sonores. Je souhaite vivement qu'il contribue à la diffusion de cette technique.

Alexandre MONTANARI

Enseignant de Yoga www.yogalouhans.fr

Massages et vibrations sonores

De la vibration des sons vers la vibration des cellules du corps

Manuel pédagogique à l'usage des professionnels de l'éducation, de la santé et des soins holistiques de l'être.

Nicolas Lespinasse

Professeur de Yoga diplômé de l'EFYL , enseigne à Lans en Vercors Diplômé de massages sonores (Guîtres) et formateur de praticiens

Muli-instrumentiste (didgeridoo, double flûte, guimbarde, chants diphoniques...) www.yogavercors.fr

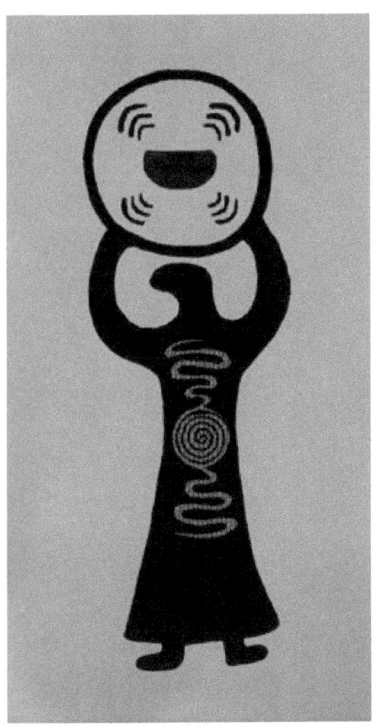

Remerciements

Je remercie toutes les personnes qui m'ont été source d'inspiration :

- Ma fille Lilie
- Ma famille
- Ainsi que tous mes élèves de Yoga ou "patients" en massage sonore.

INTRODUCTION

Cet ouvrage se veut principalement un ouvrage éducatif pour mieux comprendre et connaître l'origine de la pratique des massages sonores, ses diverses applications auprès d'un panel de public large et ses bienfaits sur le plan psychosensoriel.

J'utilise mon expérience d'enseignant de Yoga et de praticien en massages sonores pour développer le déroulement d'une séance, ses applications thérapeutiques en fonction de l'âge et des particularités des individus.

Appelée « massage sonore », cette approche utilise la vibration sonore dans un objectif thérapeutique apportant Bien-Être, détente et reconnexion à sa profondeur spirituelle.
Les bols dits tibétains sont posés sur le corps ou autour du corps. La vibration sonore le parcourt, provoquant une sensation interne, apportant une relaxation profonde.

Les effets visés sont principalement l'amélioration de la qualité de vie : un soin par les sons prend en compte la personne dans sa globalité, et installe, restaure, ou renforce une harmonie intérieure, qui consolide le bien-être physique et psychique.

C'est entre autre, grâce à la détente profonde, que peut s'enclencher un processus thérapeutique, comme le soulagement de douleurs, des angoisses qui s'apaisent, ou tout simplement un lâcher-prise qui s'installe pendant la séance.

Cette thérapeutique s'utilise en tant que complément de soins traditionnels ou allopathiques. Souvent pratiquée par des art-thérapeutes, musicothérapeutes, elle vient compléter aussi d'autres disciplines. Elle s'invite ces dernières années au sein des hôpitaux et établissements de soins.

LA VIBRATION SONORE

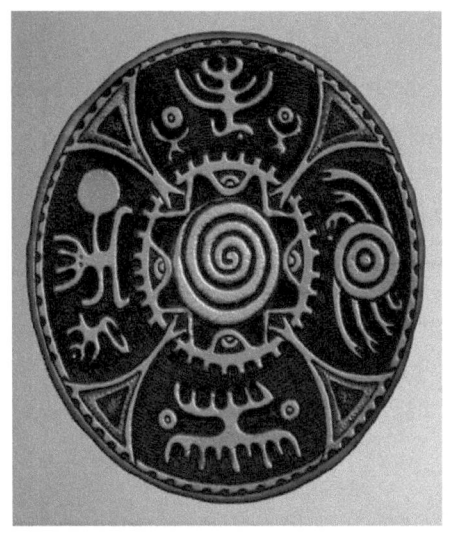

I – Qu'est-ce que la vibration ?

Il y a des sons d'orgue tellement profonds que l'on ne les entend pas, on les perçoit seulement comme une légère vibration dans sa chair.

Bruits du cœur

Jens Christian Grondahl

Voici la définition que donne le Larousse de la vibration :
Mouvement d'oscillation rapide (surtout pluriel) : Les vibrations d'une corde.

- *Saccade répétée à un rythme rapide, trépidation : Les vibrations d'un moteur.*

- *Modulation d'un son, d'un timbre : Vibration de la voix.*

- *Impression de frémissement provoquée par une vive chaleur :Vibration de l'air.*

- *Procédé consistant à communiquer à une masse de béton des vibrations permettant d'en augmenter le tassement, la densité et la compacité, et, par suite, d'en augmenter les résistances mécaniques et la durabilité.*

Bien entendu ceci nous donne une définition technique et scientifique de ce qu'est une vibration. Mais la vibration a une portée bien plus poétique et mystique, elle évoque la vibration de l'âme, l'intuition, ce qui anime la vie. Ne parlons nous pas de bonnes ou mauvaises vibrations. Et ces vibrations sont aujourd'hui mesurées sur des cerveaux de méditants volontaires comme le célèbre bouddhiste Mathieu Ricard.

Et que dire de toute les expressions romantiques autour de la vibration : mon cœur vibre pour cette personne, j'ai vibré de plaisir...

Pour définir la vibration j'aime bien utiliser cette image du caillou que l'on jette dans une mare, cela va générer une onde, un mandala qui devient de plus en plus expansif et habite tout l'espace de l'eau, seul le rivage stoppe cette onde.

Les vibrations ne sont pas les même que vous jouiez d'un instrument gracieux ou que vous entendiez un marteau piqueur ! (voir les expérience du japonais Emoto avec la cristallisation des musiques).

La qualité des harmoniques donne une dimension vibratoire supérieure selon la fréquence vibratoire.

Les harmoniques sont une fréquence multiple de la fréquence fondamentale.
Par exemple, en prenant comme note fondamentale le « la3 » (440 Hz) du piano, les harmoniques sont toutes les notes ayant pour fréquence un multiple de 440. Les harmoniques d'une note sont donc forcément plus aiguës que cette note.

« L'unité de l'âme de l'univers réside dans une concorde musicale, l'harmonieuse combinaison des sons nous fait prendre conscience de notre propre unité, de l'ordre intérieur qui nous régit. La musique permet à l'âme humaine de se mettre dans un rapport harmonieux avec l'âme de l'univers ».

La Boèce

II – Le Yoga du son, Nada Yoga

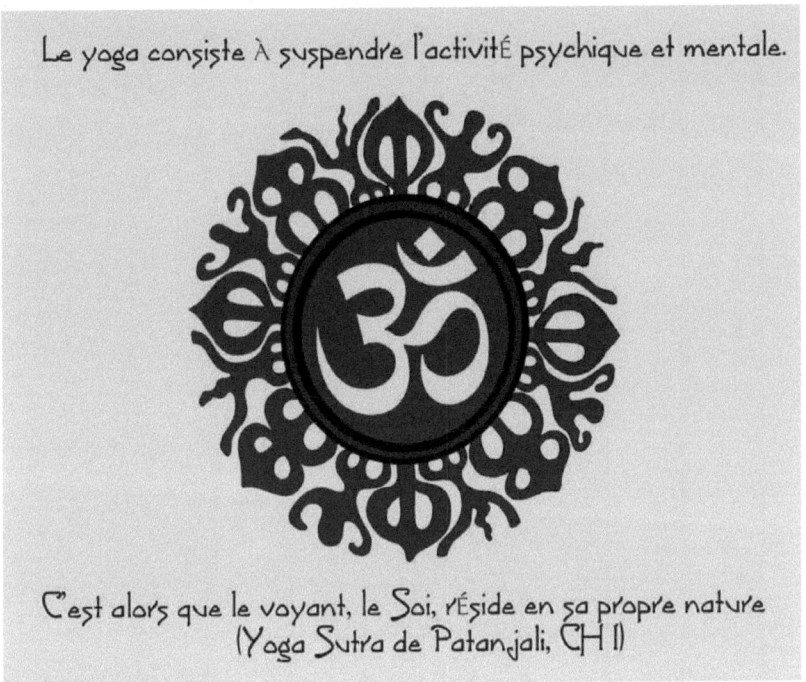

Le yoga consiste à suspendre l'activité psychique et mentale.

C'est alors que le voyant, le Soi, réside en sa propre nature
(Yoga Sutra de Patanjali, CH I)

« Dans la musique, je suis la mélodie »,

Bhagavad-Gîtâ gîta, le chant du bienheureux

Le Yoga est une discipline vieille d'environ 5000 ans qui propose une approche globale de l'individu tant sur le plan physique que mental mais aussi spirituel. Plusieurs termes définissent le mot sanskrit Yoga : joug, union, joindre.... Faire du yoga c'est donc se relier à son corps, à son mental et ses mécanismes sous-jacents, mais aussi à quelque chose de plus grand que soi, que chacun peut évoquer comme il le veut selon ses croyances, ses origines, sa religion, son imagination. Cette démarche spirituelle passe par l'introspection, un subtil équilibre entre la rigueur de l'ascèse et le lâcher prise mais aussi par le rapport au maître (Guru, « celui qui dissipe des ténèbres » en sanskrit).

Le Yoga c'est la recherche de l'enstase (cf les Yoga sutra de Patanjali) : l'inverse de l'extase où l'individu est tourné vers les éléments extérieurs, c'est un état de grâce intérieur, subtil équilibre entre apaisement du mental et énergie.

Plusieurs techniques permettent dans le Yoga d'accéder à cet état, à ce ressenti vibratoire et notamment la pratique du Nada Yoga, le Yoga du son qui permet un accès direct à la vibration, sans filtre. Le Yogi peut utiliser la pratique des mantra (répétitions de chant pour lâcher le flux des pensées) mais aussi l'accueil de vibrations sonores puissantes grâce à des instruments ancestraux comme les bols chantants tibétains issue de traditions chamaniques de ce que l'on en sait...Mais qu'est-ce que la vibration ?

Le terme sanskrit nâda signifie « le son », « la vibration sonore ». **Chaque son contribue à la vibration primordiale de l'univers, d'où est née l'expression nâda brahmâ qui veut dire l'univers n'est autre que vibration sonore (Lav sharma, musicien, joueur de raga).**

Une vibration sonore comme naissance du monde est traduite par le son OM dans la tradition indienne mais est aussi présente dans la plupart des religions ou des pratiques animistes et chamaniques. Ne pourrait-on pas affirmer comme le dit le chanteur harmonique **David Hykes*** que le fameux big bang, ce « grand son » pourrait- être assimilé à la toute première note de musique ?

L'échange sonore par les bija (semence) mantra ou le son OM permet de nous réapproprier cette mémoire et introduit parfaitement un cours de yoga vers un partage collectif, une orientation vibratoire commune. Je pense que c'est « la musique qui nous choisit » au sens ou nous sommes plus ou moins sensibles à certaines mélodies ou sons qui nous touchent particulièrement sans raison apparente.

Par exemple les musiques dites primitives font souvent écho en nous, sûrement, parce que au-delà de la mélodie, elles procurent de réelles sensations psycho-corporelles, réveillent une mémoire archaïque enfouie, évoquent la transe et nécessitent une pratique ritualisée proche de celle du yoga et rappellent ce son originel, cette « première » note de musique, ce « son créateur ».

Il y a un lien fort entre pratique yogique et « rituel sonore ». Certaines positions de yoga, techniques de pranayama (souffle) améliorent la qualité de respiration et permettent une meilleure présence à l'instrument de musique, à la vibration. De plus, la symbolique de certains instruments (didgeridoo, tambour de chamane, bols chantants, guimbarde...) n'est pas sans rappeler les origines du yoga. Elles font appel à des cultures ancestrales animistes riches en spiritualité et en lien étroit avec la nature.

Aujourd'hui, si la pratique du Yoga est de plus en plus populaire elle a tendance à se désacraliser et c'est là où la musique ou bien des massages sonores peuvent redonner cette dimension profonde.

LES MASSAGES SONORES

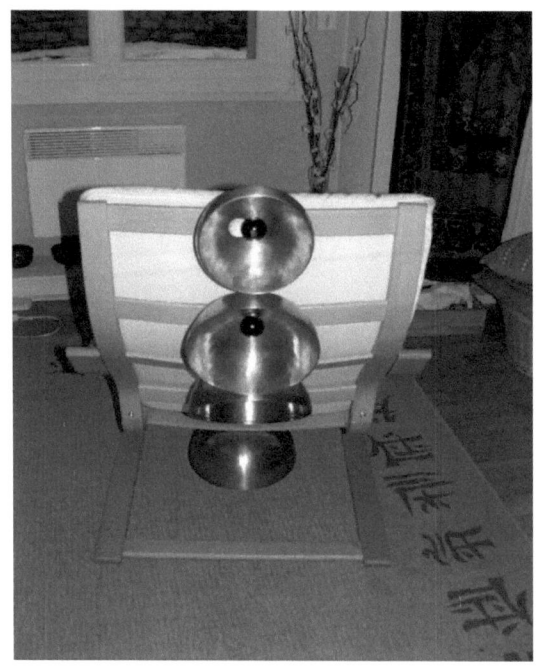

I -Origines des massages sonores

Celui qui cherche Dieu à travers autre chose que soi-même n'atteindra jamais Dieu.

Proverbe soufi,

Al-Alawi

Même si les bols chantants ont une origine ancienne la pratique de massages sonores avec un sujet entouré de bols tibétains et autres instruments de musique est surtout occidentale et contemporaine. Il existe depuis la nuit des temps des rituels et soins sonores avec les bols ou d'autres objets (tambours de chamanes, guimbardes) mais cette pratique n'a qu'une trentaine d'année avec des précurseurs comme l'allemand Peter Hess qui fabrique aujourd'hui ses propres bols chantant thérapeutiques.

La France se met petit à petit au diapason de ses voisins allemands. En effet ces derniers ont intégré ce complément de soin, cette approche du corps par les bols chantants, depuis les années 2000 environ, avec par exemple :

Service de rééducation et éveil de coma (Nicole Becker, clinique Leezen, Schweriner See), service de désintoxication (Thomas Jablonski, hôpital de Hildesheim), en complémentarité à l'ergothérapie, (Angelika Rieckmann, clinique Dreizehnlind en, Bad Driburg), psychiatrie et maladies psychosomatiques (Lilo Bako, clinique Hofheim, près de Frankfort), mais aussi le handicap physique et mental, les sages-femmes...

Mais c'est depuis des siècles que l'on connaît les effets vibratoires des sons et notamment des bols chantants tibétains (âge de bronze) : ils génèrent des ondes d'une grande pureté et des harmoniques qui créent un massage en profondeur vers les organes et les cellules de notre corps. C'est un moment privilégié de détente, d'écoute

15

et de ressourcement, une façon de ré-harmoniser tout son être, de se mettre au diapason.

Dans le massage sonore il n'y a pas d'apposition des mains sur le corps, simplement l'utilisation des bols chantants (en cristal, du Tibet, du Viet Nam, de Chine...) comme outils de vibration.

II -Les bols chantants

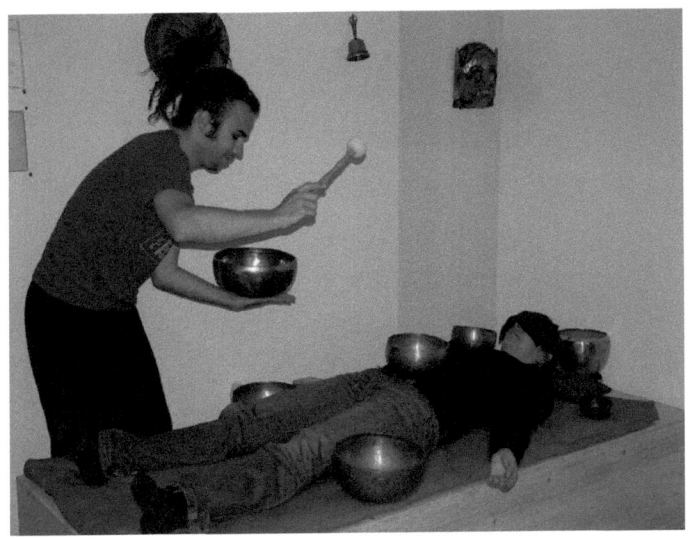

" L'origine de ces bols remonterait à l'âge du bronze. Venus d'extrême orient, via la Mongolie, ils auraient été introduits au Tibet par des forgerons nomades adeptes du Chamanisme. Ils affirmaient que leurs résonances possédaient de puissantes propriétés curatives et considéraient ces ensembles de sons, non pas comme une musique, mais comme une approche sacrée aux propriétés thérapeutiques...

Le nom de bols chantants tibétains est devenu leur appellation générique car l'Occident a découvert ces bols lors de l'invasion du Tibet par la Chine où certains moines se sont exilés en Europe en emportant leurs bols utilisés dans des rituels bouddhistes.

La qualité originale du son des bols tibétains dépend principalement de la teneur de son alliage. Idéalement, ces bols sont composés de 7 métaux (or, argent, mercure, cuivre, fer, étain, plomb) rappelant les 7 chakras (zones d'énergie du corps),7 planètes du système solaire et 7 jours de la semaine dans la tradition ésotérique. A chaque métal correspond une planète. » **Tsering Tobgyal**.

Les bols chantants ne guérissent pas en tout cas au sens occidental du terme, ils sont un outil pour un mieux être, un massage interne des cellules du corps et une plus grande conscience de soi et de sa vibration intérieure.

La science, elle, s'intéresse de plus en plus aux vertus de ces bols. Ils ont des basses fréquences qui permettent au cerveau de résonner sur les ondes Alpha, ces ondes sont celles que nous avons pendant les états méditatifs, la relaxation, l'hypnose, entre le sommeil et l'éveil. Le fait que l'être humain soit composé à environ 70 % d'eau permet aussi à la vibration d'agir à travers les organes et les cellules du corps.

Il existe aussi des bols chantants en cristal de silice qui ont un son en 3 dimensions c'est à dire le son occupe tout l'espace d'une pièce dans toutes les directions. Notre organisme contenant également de la silice cela fait résonner notre eaux, nos organes, notre silicium, notre ADN... Ces bols dits chantants aussi sont originaires de Chine ou des États-Unis.

III -Applications thérapeutiques des massages sonores

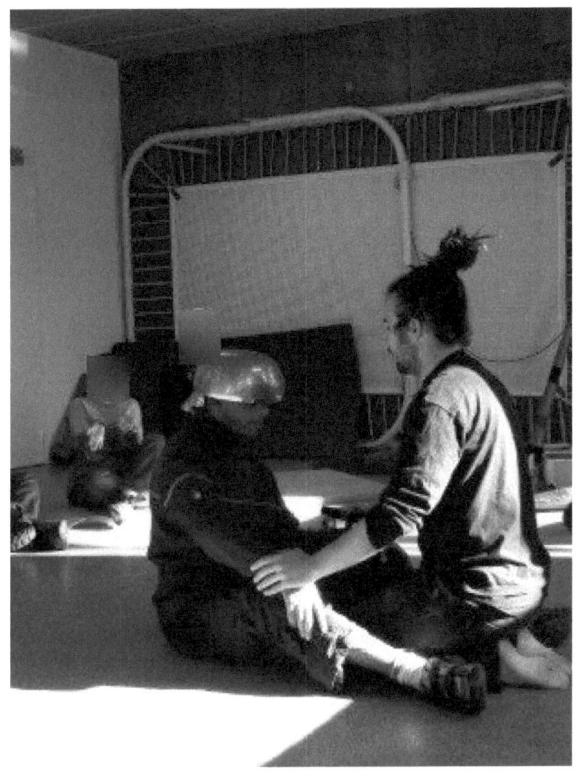

Sujet délicat que la notion de soin...on parle évidement de soin au sens où l'on propose à l'individu d'aller chercher ses propres ressources intérieures à travers la libération de certains nœuds émotionnels, physiques, psychologiques ou énergétiques. L'instrument de musique sert de support, l'objectif n'est pas de soigner un mal précis mais c'est une conséquence qui peut découler de la pratique d'un massage. La vibration est accueillie directement par le sujet, il n'y a pas de filtre et certaines cristallisations peuvent ressortir comme un "nettoyage", une purification. La présence du "thérapeute", sa bienveillance, son écoute, son cheminement personnel sont autant de qualités qui donnent du sens à la séance.

Sur un plan psychologique et émotionnel, ces pratiques sonores ne nécessitent pas de connaissance musicale ni "d'oreille musicale", elles permettent d'exprimer par les sons des émotions bonnes ou mauvaises parfois refoulées au plus profond de nous et parfois de déverrouiller des émotions enfouies au plus loin de notre être et qui limitent notre pleine conscience. Les sons proposent au sujet une nouvelle vibration de son être qui lui donne un nouveau potentiel et la possibilité de libérer des nœuds psychologiques qui entravent son évolution.

Le praticien n'est pas un magicien détenteur d'une technique extraordinaire que lui seul connaît et maitrise. Il sait au contraire se mettre au même niveau de ressenti que son patient. Il met de côté son Ego, ses techniques, ses diplômes, ses croyances, ses bonnes intentions et ses conseils... pour être simplement "présent". IL NE VEUT RIEN ! Il ne cherche ni à guérir, ni à réparer, ni à soigner (beaucoup d'autres praticiens sont là pour ça...). Il est simplement à l'écoute de son patient, de son corps, de son esprit et de son âme. Par sa capacité à être "centré", il est un ancrage solide entre les énergies du ciel et les énergies de la Terre. Cette présence rassurante permet au patient qui traverse une période difficile de trouver dans le praticien la sérénité, le repos et la détente nécessaires pour recouvrer sa liberté et reprendre lui-même le contrôle de sa vie, de son chemin.

« Ce qu'il y a de merveilleux dans la musique de Mozart, c'est que le silence qui suit est encore du Mozart »

Sacha Guitry
(Smedt, op.cit p 81).

IV -Les instruments « vibratoires »

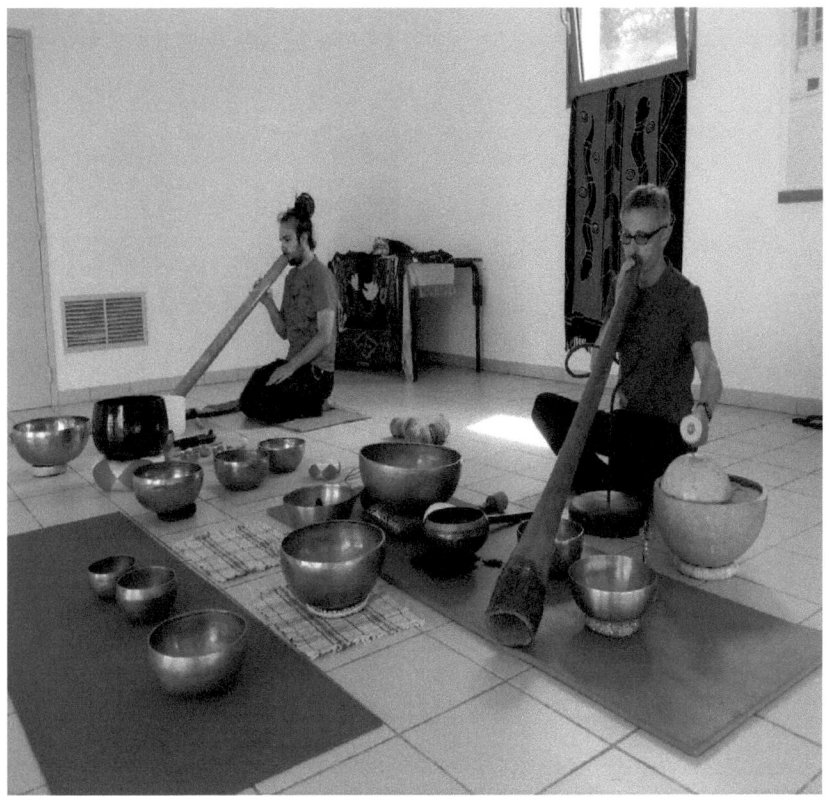

Le "souffle divin " de la musique : aux origines de la vibration sonore.

Depuis la nuit des temps, divers instruments ou techniques vocales sont utilisés dans de nombreuses traditions et sur tous les continents comme une voie d'accès royale vers le divin. Je vais présenter quelques instruments et techniques vocales au fort potentiel vibratoire, leurs origines et leurs symboliques.

Le didgeridoo :

Le didgeridoo a été découvert par le Peuple aborigène d'Australie et utilisé lors de leurs danses et cérémonies. Son origine remonte à près de 30000 ans. Appelé aussi Yidaki, Yaraki, Magu, Kanbi, Ihambilbilg... cet instrument est mieux connu sous le nom de didgeridoo, onomatopée donnée par les premiers colons britanniques, en référence à ce bruit étrange à leurs oreilles.

Le didgeridoo est une branche d'eucalyptus dont les termites ont creusé le cœur. Chaque instrument est unique et dispose d'une sonorité qui lui est propre. L'embouchure du didgeridoo est adaptée à la bouche de chacun avec de la cire d'abeille. Le son et le rythme sont obtenus en soufflant dans l'instrument selon une technique dite de souffle continu, souffle circulaire qui n'est pas sans rappeler certain prânayama (respiration du Yogi) comme Kapâlabhâti par exemple). Le son caractéristique est produit en faisant vibrer les lèvres et il peut évoquer les puissants mantra des moines tibétains. On prête au didgeridoo un bienfait apaisant, une réelle détente car il allonge le souffle.

Le joueur peut battre la mesure en tapant en même temps sur des claves. Les aborigènes, en jouant du didgeridoo émettent des cris dans l'instrument sensés imiter les animaux les entourant (kangourous, dingo, émeus...) ou les « colères » de la terre (tonnerre, vent...).

Selon la croyance de certaines tribus aborigènes, les femmes n'ont pas le droit de jouer de l'instrument sous peine d'être infertiles.

Joué au départ principalement par les aborigènes, il a été popularisé par certains artistes métisses ou occidentaux comme Phillip PERIS et se marie aujourd'hui très bien à la musique moderne (somogo, djemdi, gög…). Mais comme nous n'avons pas la même culture, le même environnement, la même physionomie de visage, le jeu occidental sera toujours différent de celui pratiqué par les aborigènes.

Symbolique de l'instrument :

Comme pour la tradition indienne, les aborigènes ont une culture orale et voici ce qui se dit sur l'origine du monde appelé par ce peuple le temps du rêve* et sur le rôle du didgeridoo :

« Au commencement, tout était froid et sombre. Bur Buk Boon était en train de préparer du bois pour le feu afin d'apporter la protection de la chaleur et de la lumière à sa famille. Bur Buk Boon ajoutait du bois dans le feu lorsqu'il remarqua qu'une bûche était creuse et qu'une famille de termites était fort occupée à grignoter le bois tendre du centre de la bûche. Comme les aborigènes ont le respect pour toute forme de vie, il ne voulait pas blesser les termites. Bur Buk Boon apporta alors à sa bouche la bûche creuse et commença à souffler. Les termites furent projetées dans le ciel nocturne, formèrent les étoiles et la Voie Lactée, et illuminèrent le paysage. Et pour la première fois le son du didgeridoo bénit Mère la Terre, la protégeant elle et tous les esprits du Dream time (mythologie aborigène), avec ce son vibrant pour l'éternité… »

(Charly Mc Mahon), descendant aborigène,

Aujourd'hui on voit toutes sortes de didgeridoo en occident (en verre, cristal, bambou, pvc...) et on peut facilement les fabriquer. L'histoire continue...

Le didgeridoo agit rapidement en me procurant dès les premières notes un effet apaisant, on se sent sens vite « transporté ». C'est un formidable outil de communication et régulièrement les gens sont curieux de ce son.

Comme pour le yoga sa pratique est adaptable à chacun et on ne parle pas de bon ou mauvais joueur de didgeridoo.

L'instrument ne nécessite pas de connaissance musicale comme de savoir lire la musique mais une certaine rigueur est tout de même de mise...

Comment jouer du Didgeridoo ?

Instrument à la fois physique et subtil, il procure en peu de temps des sensations intenses et agréables.

D'abord, il faut être assis confortablement soit sur une chaise, soit par terre sur un coussin en maintenant le dos droit, la cage thoracique bien libérée et en laissant l'abdomen libre. Privilégier les vêtements amples.

Ensuite, entendre bien ce que l'on joue. Le joueur (la joueuse) de didgeridoo occupe la plus mauvaise place pour entendre ce qu'il joue. Pour améliorer ce retour du son, on peut jouer contre un mur ou dans un récipient.

Avoir de quoi boire pour détendre sa gorge! Vous pouvez commencer :

- Inspirer pleinement.

- Privilégier une respiration abdominale.

- Détendre les lèvres pour qu'elles soient très souples, les faire rebondir, vibrer, en faisant le son « pfffcht » un peu comme le ferait un cheval.

- Ne pas laisser passer trop d'air par la bouche pour faire durer la vibration, gérer son expiration.

- Vous obtenez la vibration de base qui s'obtient parfois naturellement en soufflant dans l'instrument surtout chez les enfants qui ont beaucoup moins de complexes et de conditionnements!!

- Si vous n'y arrivez pas, ne vous découragez pas, l'embouchure de l'instrument est peut être mal adaptée ou vous y arriverez mieux un autre jour.

- Bien entendu, jouer en rendant hommage au peuple aborigène d'Australie…

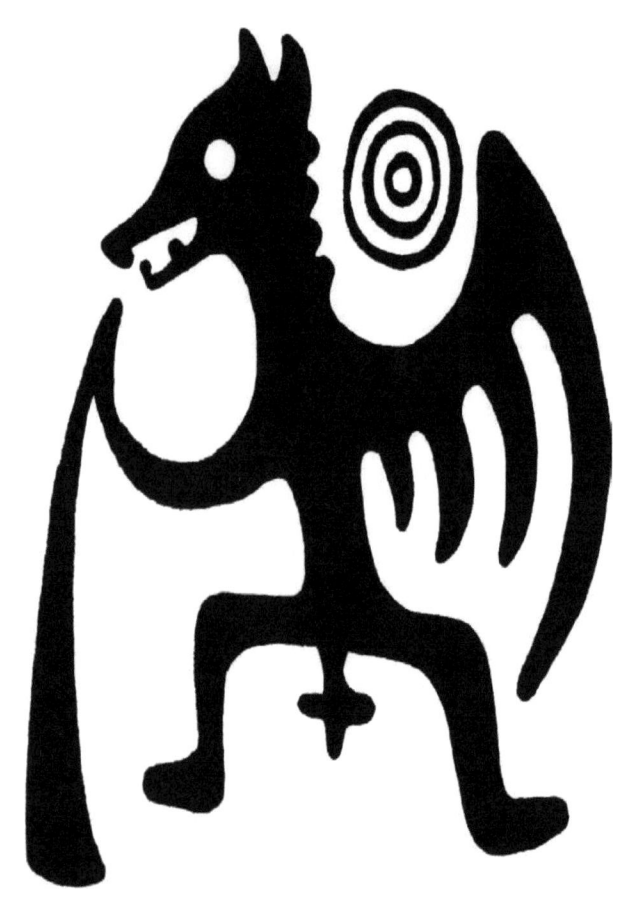

La Guimbarde :

Associée aux pratiques chamaniques, la guimbarde est aussi un instrument populaire présent sur tous les continents et qui permet de reprendre des mélodies traditionnelles en y ajoutant sa sensibilité propre. Classée dans la catégorie des idiophones, la guimbarde est un instrument de musique assez particulier puisqu'il fonctionne comme les cordes vocales. C'est l'un des instruments les plus anciens du monde. La guimbarde est généralement métallique, mais il en existe aussi en bois, en bambou et même en os. Leurs sonorités sont très différentes. La guimbarde en bambou par exemple donne un son doux souvent utilisé dans les rituels de séduction. Elle peut se pratiquer en chantant en même temps que l'on joue.

L'un des maîtres dans la discipline en France est Tran Quang Hai chercheur au CNRS en ethnomusicologie.

Le souffle intervient ici comme modulateur de la fréquence du son et l'ouverture ou la fermeture de la glotte rythme la mélodie comme on le joue au Rajasthan (cf. : blog de Tran Quang Hai). Là-bas, elle est jouée aussi bien en solo pour reprendre des mélodies traditionnelles, qu'en accompagnement au sein de petits orchestres (Stéphane Voisin, guimbarde... instrument de parole).

De plus ses origines chamaniques ne sont pas sans rappeler celles du yoga initié par la communauté des Naths dont certains chamanes auraient appartenu.

La musique moderne se sert aussi de la guimbarde et des groupes de hip-hop mongols comme Lumino l'utilisent dans leurs chansons. Chez le peuple sibérien de tuva, elle se nomme Khomus et imite les sons de la nature qui les entourent (loups, aigles, ours...).

Un autre instrument utilise les mêmes principes de jeu que la guimbarde mais qui est plutôt pratiqué en Afrique au Burkina Faso et chez les femmes Xhosa d'Afrique du Sud (Peuple de Nelson Mandela) est l'arc en bouche, un bâton de bois d'une longueur d'environ 50 cm auquel est attaché un fil de bronze tendu à chaque extrémité.

L'instrumentiste tient fermement l'arc conte sa joue, et c'est sa bouche qui fait caisse de résonance, on frappe l'instrument avec une tige de roseau. Comme le jeu de la guimbarde, l'interprète suit la mélodie en modifiant la position de la bouche.

Frédéric Viesner, le temps du rêve, « la médecine des aborigènes d'Australie », éditions indigène.

David Dargie, « le chant des femmes Xhosa », Archives internationales de musiques populaires.

La fujara :

La fujara, (prononcé "fuyara") est une longue flûte qui mesure environ 1 mètre 74 et qui vient de Slovaquie centrale. C'est un instrument de musique de bergers destiné au départ pour rameuter le troupeau. La fujara est inscrite sur la liste de chefs d'œuvres du patrimoine oral et immatériel mondial de l'UNESCO depuis le 25 novembre 2005, projet ayant été élaboré en Slovaquie par le professeur Oskar Elschek de l'institut des sciences musicales de l'Académie slovaque des sciences (voir le site de l'UNESCO).

La fujara est l'équivalent de la flûte basse gothique à 3 trous, composée de deux parties: le tube avec trois trous dans la partie basse, et le conduit d'air. Elle est fabriquée à partir d'arbre à feuilles « caduques » (érable).

La fujara est un instrument en communion avec la nature. Il représente le souffle du vent et le printemps : les bergers commencent à la sortir de chez eux à l'arrivée des fleurs et des premières « belles » journées. Le son est très propice à la méditation, aux rêveries….le son n'étant jamais « précis », il semble flotter. Son côté mystique et relaxant lui vaut d'ailleurs d'être utilisé en musicothérapie.
Selon Oskar Elschek de l'institut des sciences musicales de Slovaquie :

« La fujara est un instrument parlant de manière formidable, telle une ballade des profondeurs de l'âme humaine, des plaisirs, de la joie, des soucis, de la tristesse et du deuil. Sa voix pensive et grognonne, sa poésie insufflée par l'homme est à même de dévoiler de façon extraordinaire les recoins cachés des émotions humaines et de caresser l'âme de l'intérieur ».

C'est l'instrument dans lequel soufflaient les bergers pour se plaindre à Dieu de leur tristesse, de leur mélancolie et de la grande rigueur de leur mode de vie.

On jouait en solo des motifs de chansons prolixes et lents pour la plupart, qui évoquaient la vie quotidienne des bergers, leur travail, leurs idées de rebellions et de luttes pour la liberté des droits.

La fujara a un son remarquable et même un débutant peut se laisser aller à une petite improvisation. Là aussi, comme dans la pratique du yoga, on fait appel à son énergie intuitive et il n'est pas question de compétition même si le jeu est différent selon son niveau de pratique.

V -le chant diphonique et le chant harmonique

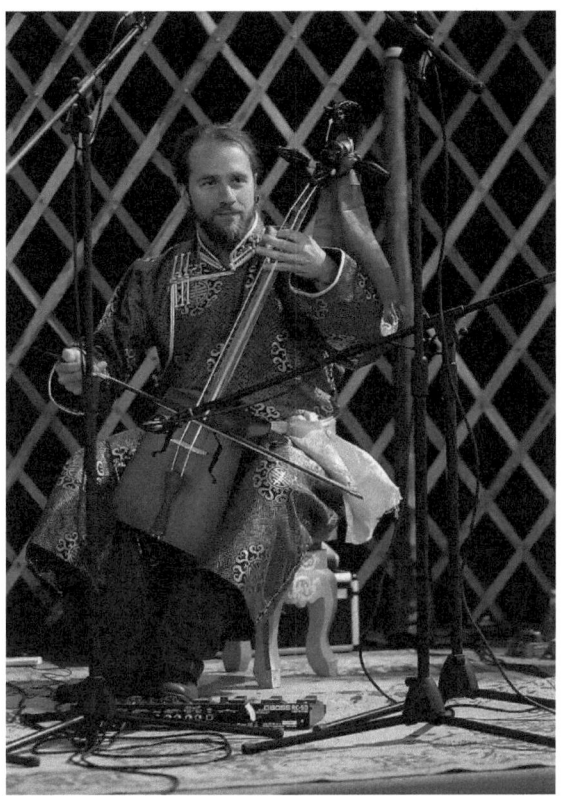

Le chant diphonique :

« Ces sons nous lient avec l'espace, avec les âmes de nos ancêtres. C'est l'accumulation de l'énergie, la révélation de la conscience » Okna Tsahan Zam, chanteur de la république de Kalmoukie (Sibérie).

Appelé chant de gorge ou encore chant harmonique, le chant diphonique est une technique de chant permettant de produire plusieurs sons à la fois et donc de faire du

31

chant polyphonique au moyen d'une seule voix. Un bourdon grave est produit avec la gorge tandis que des harmoniques aiguës sont produites simultanément par résonance. Il existe de nombreuses traditions de chant de gorge de par le monde, souvent pour des cérémonies chamaniques : les Inuits, les chants de Sibérie (peuple tuva, peuple bouriate…), les femmes Xhosa en Afrique du Sud, les Bunun (peuple aborigène de Taiwan), certains chanteurs du Rajasthan, les chants Sardes, plus proches de nous les chants grégoriens, certains moines tibétains qui ont la particularité de se faire casser les cordes vocales en vomissant et en ingurgitant de la neige pendant de nombreuses années afin d'avoir un son encore plus grave (cf. blog de Tran Quang Hai, chants sacrés tantriques).

En règle générale, « chant diphonique » est un terme générique désignant toute technique vocale permettant à un chanteur de produire plusieurs sons simultanément*. Le chant diphonique mongol (Xoomeï ou Khoomï, prononcé « roumi ») est particulièrement célèbre. Khoomï veut littéralement dire pharynx en mongol. Les mongols expliquent que les sifflements du chant diphonique ne proviennent pas du larynx ; c'est en fait l'oiseau spirituel qui se cache en nous qui siffle et ceux qui l'ont en eux possèdent un messager fidèle dans l'autre monde, le monde d'en haut (Christian Zehnder, Kraah).

Dans le film de Nadine Assoune** on voit que la transmission du chant diphonique se fait de génération en génération, de père en fils et que le profil du chanteur est choisi en fonction de sa cavité buccale, des stries de son palais, de la forme de son visage, et que l'origine du Khoomï vient du lien proche des mongols avec la nature et serait à l'origine l'imitation des différents bruits du milieu naturel ambiant

Selon Jambaldorj Baltbayar*** le chant de gorge aurait été créé à partir de l'imitation du son de la rivière de Khogiin dans la province de Khovsgol.

Ce type de chant est est fascinant et ce son « venu d'ailleurs » est difficile à reproduire.

Dans l'album de Phillip Péris cinq planètes où Tran Quang Hai fait une apparition avec des chants de gorge c'est parmi les premières fois en occident où l'on entend cette technique vocale.

Il existe de nombreuses techniques qui exigent une connaissance précise de la cavité buccale, du pharynx, du larynx mais aussi l'utilisation du diaphragme. Cela demande la même rigueur que la pratique d'un prânayama. En effet, il faut savoir gérer son expiration, freiner son souffle en contractant la gorge et avoir une expiration plus longue que l'inspiration.

Les chanteurs de Tuva (région de la Sibérie à l'ouest de la Mongolie) sont passés maître dans cet art et Philipe Baraqué* distingue 4 types principaux de chants de gorge :

-*Le sygyt* : l'un des styles les plus harmonieux, il se traduit par un son « sifflé » et qui demande un placement de la langue sur la voûte du palais, une tension soutenue au niveau lingual laryngé et dans la pression du souffle. Pour évoquer l'important travail diaphragmatique que nécessite ce chant aux harmoniques flûtées, les tuvas disent que le ventre doit être aussi dur qu'une pierre.

-*l' ezengileer* : se traduit par l'étrier, évoque le galop du cheval. A l'écoute il est proche du son de la guimbarde et le mouvement de la langue qui claque derrière les dents remplace celui de la petite lame de l'instrument chamanique.

-*Le kargyraa* : impressionne par ses voyelles ouvertes dans l'extrême grave comme un trou béant, une plongée dans les entrailles de la terre.

On distingue le chant Kargyraa des steppes (xovu) moins grave et aux sonorités plus perçantes qui se pratique souvent à cheval en suivant les pérégrinations des troupeaux et celui des montagnes (dag) où les résonances dans le bas ventre sont comme une offrande au dieu des cimes.

La traduction du mot Kargyraa évoque le fait d'émettre un râle et ce style est sensé imiter le son d'une grue noire. Les vibratos des chants diphoniques sont parfois très puissants et la mobilisation des muscles du cou, l'élargissement du conduit buccal et la mise en vibration des « fausses cordes vocales » situés sous les « vraies » produisent un ou deux sons en dessous du fondamental. Il s'agit vraisemblablement d'harmoniques inférieures qui résultent d'un effet résonentiel au niveau pharyngé et glottique. On comprend mieux pourquoi ce chant guttural qui accompagne bien souvent des textes épiques ou à caractère chamanique n'est pas vraiment à la portée des voix occidentales, sauf peut-être pour les basses profondes, puisqu'il génère des fréquences entre 55 et 65 Hz, soit les premières notes dans l'extrême grave d'un piano.

-*borbannadyr* : roulement qui évoque parfois l'orage et les colères du vent. Il se caractérise parfois par son aspect tri phonique : un bourdon dans le grave, un second qui lui « répond » par intermittence dans le médium, et un son harmonique dans l'aigu. Les chanteurs de gorge de l'Asie centrale ne le considèrent pas comme un style vocal mais plutôt comme une combinaison d'effets résultant des positions combinées des lèvres, de la langue et de la cavité buccale qui produisent des trilles harmoniques imitant par exemple les chants d'oiseaux.

Des groupes comme Huun Huur Tu ont largement popularisé cet art à travers le monde. Quand à Sainko Namchlyak elle fût la première femme a oser pratiquer le chant diphonique traditionnellement réservé aux hommes et à l'utiliser dans la musique contemporaine. Les chants diphoniques sont souvent accompagnés par le

Morin Huur, une vièle mongole à tête de cheval ou le Tovshuur, un luth à 2 ou 3 cordes. Le barde joue une mélodie répétitive, obsédante et hypnotique qui contribue au même titre que la voix grave et rauque, à inviter l'auditoire à entrer dans un autre temps, un autre monde, celui de la narration d'épopées épiques.

Ces chants nécessitent une bonne condition physique, une bonne connaissance de son corps et une bonne qualité de souffle. Des qualités qui ne sont pas sans rappeler celles des pratiquants du yoga.

Roberte Hamayon* met clairement en évidence le lien qui unit l'épopée, le chamanisme et les techniques vocales du chant diphonique : « Le registre vocal caractéristique du barde qui fonde l'expression 'chamaniser l'épopée' consiste en une voix de gorge extrêmement grave, reposant sur la production de bourdon et la vocalisation de sons gutturaux (…). Ce type de voix, exprimant le parti chamanique général d'imitation des animaux est mis en rapport direct avec le brame des cervidés et le cri des oiseaux migrateurs (…). Il fonde l'usage quasi général en Sibérie de la guimbarde ainsi que la technique vocale de chant diphonique (…). Cette exigence pour le barde d'une voix particulière très grave et très profonde, existe aussi chez les divers groupes mongols occidentaux de Mongolie ; la voix porte le nom d'argil et l'exécution se dit tu khaylak, littéralement 'fondée l'épopée'.»

Comment pratiquer le chant diphonique ?

- Chanter avec la voix de gorge en contractant les muscles du cou.

- Prononcer la lettre « L ». Monter la pointe de la langue vers le milieu du palais et maintenir cette position.

- Prononcer ensuite la voyelle « Û » avec, toujours la pointe de la langue collée fermement contre le point de fixation entre le palais dur et le palais mou.

- Essayer de contracter les muscles du cou et ceux de l'abdomen pendant le chant comme si on essayait de soulever un objet très lourd.

- Donner un timbre très nasalisé.

- Prononcer ensuite les voyelles I et U (ou O et A) liées mais alternées l'une après l'autre en plusieurs fois).

- Ainsi sont obtenus le bourdon et les harmoniques en pente ascendante et descendante selon le désir du chanteur.

- On varie la position des lèvres ou celle de la langue pour moduler la mélodie des harmoniques. La forte concentration musculaire augmente la clarté des harmoniques.

Pour devenir un chanteur diphonique virtuose, cela nécessite une parfaite coordination entre ventre, diaphragme et thorax, entre les cordes vocales, la glotte et le larynx, ainsi qu'entre la langue, les lèvres et la cavité buccale.

Chanter doit rester un plaisir, si vous ressentez la moindre douleur au niveau de la gorge ou une fatigue, il faut savoir faire une pause pour reprendre plus tard ou un autre jour. A vous de jouer!!!

Bien sûr, essayez de chanter « en hommage à la nature » et en s'en inspirant.

«La toundra et la taïga couvrent les immenses territoires de la Sibérie, de la mer Blanche à la mer du Japon et de la Yakoutie aux confins du cercle polaire arctique. Sur cette terre, qui peut geler jusqu'à douze mètres de profondeur, vivent des hommes conscients des forces insensées d'une nature qui peut les broyer à chaque instant. Avec leurs chants, leurs tambours et leurs instruments, ils défient le vent, le froid et le tonnerre». *

* Philippe Baraqué, « la voix qui guérit », éditions jouvence.

** Nadine Assoune, « les bardes de Gengis Kan », DVD la huit production.

*** Jambaldorj Baltbayar, « best of khomeï » label ANIR music record.

* Philippe Baraqué, « la guérison harmonique », éditions jouvence.

* Roberte Hamayon, « la chasse à l'esquisse d'une théorie du chamanisme sibérien », Société d'ethnologie, Nanterre, 1990.

* Françoise Gründ, « Russie -Sibérie, musique de la toundra et de la taïga » chez maison des cultures.

PEDAGOGIE ET INTERVENTION EN GROUPE

I -En crèche

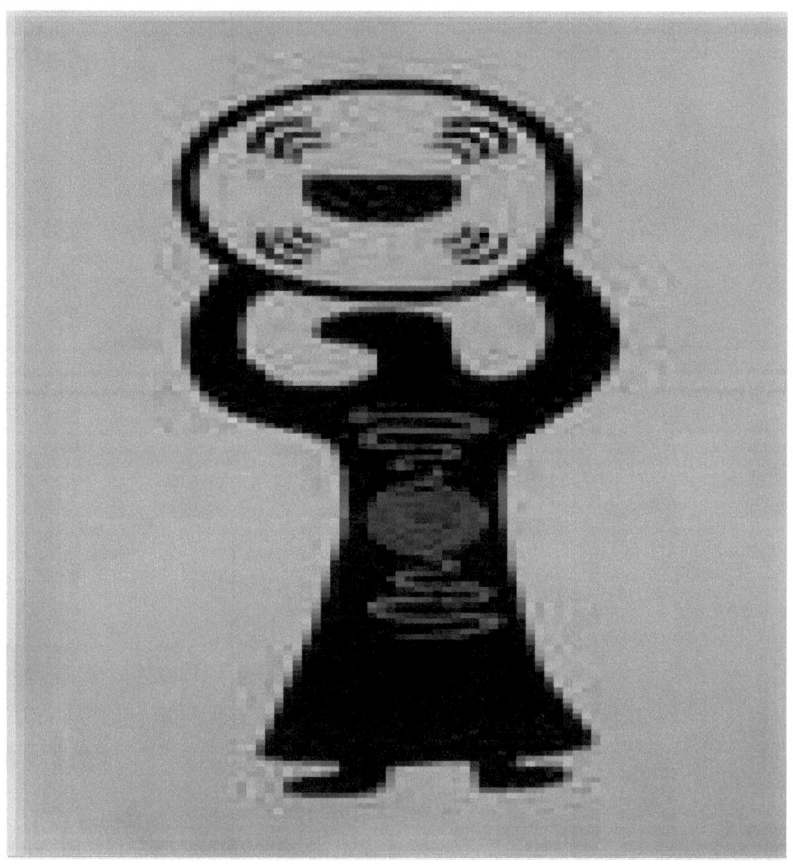

Particularité du public

Dès la vie intra-utérine le fœtus peut profiter des vibrations sonores et dès le sixième mois de grossesse il reconnaît la douce voix de sa maman et les basses un peu plus graves de son papa...

La musique et les sons font donc partie de nos premiers contacts d'être humain avec le monde !

A partir du plus jeune âge de la vie on peut proposer aux enfants de goûter aux premières mélodies, d'accueillir la voix et de se familiariser à des instruments de musiques riches en vibrations (bols chantants, carillons, bâton de pluie...) et d'en ressentir physiquement et physiologiquement les vibrations !

Pour les plus grands on peut proposer des ateliers interactifs avec la découverte d'instruments du monde et leur sonorité particulières pour nos oreilles d'occidentaux. Nous travaillons sur l'imaginaire, les émotions (joie, colère, surprise...) en l'associant avec un instrument.

En parallèle par exemple animer en fin de séance des ateliers d'éveil corporel avec des exercices de motricités inspirés du yoga et du cirque qui permettent de s'exprimer de façon plus physique et d'être créatif.

Exemple de séance : durée 35 à 40 minutes

- Mettre un rituel de «bonjour»: frapper un bol tibétain en disant bonjour à tour de rôle.

- Présenter au groupe un instrument, son origine, sa symbolique et comment on en joue. Ensuite chacun son tour essaye l'instrument.

- Ressentir la vibration de l'instrument. Prendre un grand bol tibétain mettre alternativement les enfants debout dans le bol et frapper le bol avec une mailloche pour que les enfants perçoivent la vibration physiquement.

- Imiter le bruit de la nature avec un didgeridoo. Crier, meuhh ou béééé dedans.

- Jeu collectif : jouer en groupe tous ensemble avec les instruments proposés.

- Rituel de fin de séance : frapper sur le bol en disant au revoir.

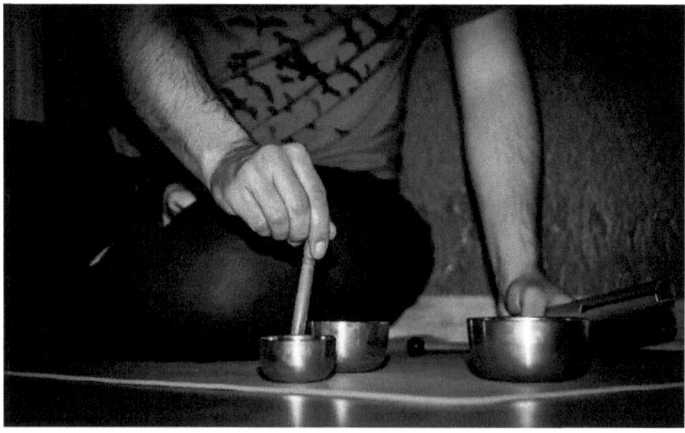

II -A l'école

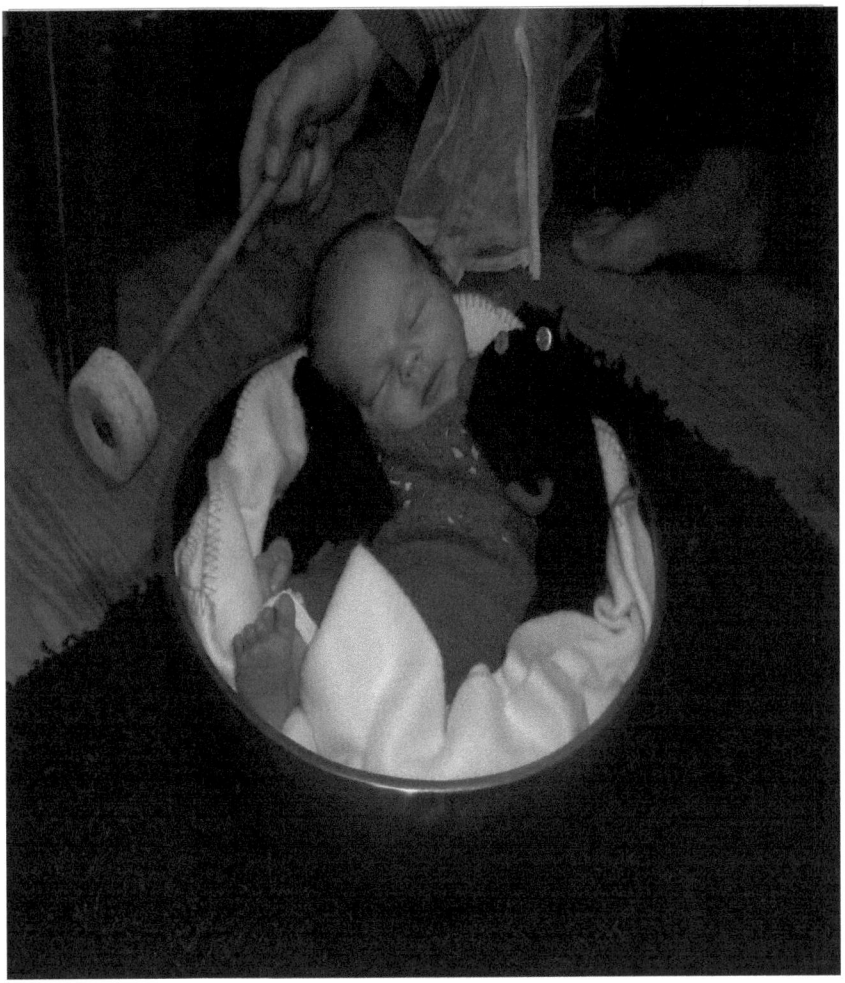

Particularité du public

Le cadre scolaire se prête parfaitement à la mise en place d'ateliers autour de la vibration sonore. Cela permet de créer des rituels structurants qui mettent des repères dans le temps et d'approcher la musique de façon scientifique et ludique en la ressentant. L'ouïe est sollicitée mais aussi le toucher , la proprioception.

Les ateliers permettent de créer une cohésion au sein de la classe. Mise en place d'ateliers :

Exemple d'une séance : 45 min

Rituel de bonjour : frapper un bol à tour de rôle.
Ressentir la vibration : s'allonger sur le dos pendant que le professeur ou un autre élève frappe le bol.

Mettre le bol sur la tête : « le chapeau sonore », ressentir le son et la vibration. Imiter les sons de la nature avec didgeridoo ou guimbarde.

Jouer avec les éléments : eau, air, feu, terre : bâton de pluie, ling dung, tambour à eau...
Voir la vibration : mettre du sable sur un tambour et souffler avec un didgeridoo ou une conque musicale pour observer le mouvement des grains qui créer un dessin.

Autre Exemple de séance : durée 35 à 40 minutes

- Mettre un rituel de «bonjour»: frapper un bol tibétain en disant bonjour à tour de rôle.

- Présenter au groupe un instrument, son origine, sa symbolique et comment on en joue. Créer une histoire autour de l'instrument.

- Ressentir la vibration de l'instrument. Prendre un bol tibétain et le placer sur la tête de chaque enfant alternativement et frapper le bol avec une mailloche pour que chacun des enfants perçoive la vibration physiquement et ressente l'intériorité.

- Voir l'effet physique de la vibration: mettre de l'eau dans un bol, le faire chanter en tournant autour du bol avec un maillet, l'eau se met à « bouillonner » !!

- Jeu collectif : créer un rythme, écouter l'autre et lui répondre avec un instrument.

- Rituel de fin de séance : frapper sur le bol en disant au revoir.

III -En institution spécialisée

Particularité du public

La fréquence des séances est primordiale car le repérage dans le temps des personnes handicapées mentales est plus difficile, faire au moins un trimestre de pratique.

Exemple de séance : durée 35 à 40 minutes

- Mettre un rituel de «bonjour»: frapper un bol tibétain en disant bonjour à tour de rôle.

- Toucher les instruments pour les apprivoiser , les démystifier.

- Accompagner l'enfant en lui prenant la main et faisant avec lui un instrument.

- Allonger l'enfant, lui toucher l'épaule avec bienveillance en faisant chanter un bol autour de lui.

- Prendre une corne d'animal et crier dedans pour libérer des tensions

- Rituel de fin de séance : frapper sur le bol en disant au revoir.

IV -En soins hospitaliers

Indications à tenir :

Attention à bien stériliser tout le matériel, à faire des séances individuelles et à communiquer avec le personnel soignant.

Placer des bols sur des régions clés du corps , abdomen, cage thoracique en vérifiant que cela soit confortable pour le patient. Cela permet de libérer ces zones. Frapper les bols ou les faire chanter et laisser résonner. Prendre un bol dans la main, plutôt de fréquence aiguë et jouer autour des épaules et de la tête du patient pour l'aider à la lâcher le mental et à revenir vers ses sensations.

Dans un cadre similaire, « les résultats d'une étude parue en mai 2013 dans Psycho-Onchology, un journal scientifique consacré aux dimensions sociale, psychologique et comportementale du cancer, [suggèrent que] la méditation tibétaine par le son favorise[rait] le maintient des capacité cognitives chez les patientes atteintes du cancer du sein » (INREES, magazine Inexploré, n°19, p.12).

V -En séances individuelles : durée 35 à 45 minutes

- Accueillir le « patient », lui faire boire de l'eau pour activer encore mieux l'eau contenu dans son corps.

- Recommander à la personne de ne pas avoir de ceinture, boutons aux vêtements, qui pourraient interférer sur la vibration lorsque l'on pose un bol chantant sur le corps.

- L'interroger sur ces éventuels problèmes de santé, lui donner les précautions.

- Avoir un matelas de massage confortable type futon.

- Un coussin ergonomique pour la nuque.

- Une couverture au cas ou.

- Glisser un boudin sous les lombaires en cas de faiblesse dans cette région.

- Entourer le patient de bols chantants. Les plus gros bols symbolisant la racine étant vers les pieds, les plus aigus vers la tête et les épaules.

- Guider le sujet vers du relâchement et des respirations profondes.

- Placer avec son accord un bol sur le ventre et un sur le plexus solaire que l'on pourra aussi faire chanter.

- S'intérioriser avant de commencer.

- Commencer par les sons « terriens » qui ancrent et remonter petit à petit vers le sommet du crâne, la région la plus spirituelle.

- Créer un univers sonore avec plusieurs instruments (gong, flûte indienne, bâton de pluie...). C'est aussi un voyage à travers les 5 éléments.

- Terminer par un moment de silence d'au moins 5 minutes et laisser la personne se reconnecter au corps physique par des respirations abdominales.

- Verbaliser son ressenti si le patient le souhaite sans jouer les apprentis sorciers en interprétant subjectivement des ressentis personnels !

Quelles maladies peuvent être soulagées par les massages sonores :
- la dépression
- les acouphènes
- les troubles de l'oreille interne
- les fibromyalgies
- les maladies neurologiques
- les troubles chroniques intestinaux
- certaines douleurs articulaires
- La fin de vie, les soins palliatifs

Les contres-indications :
- les problèmes d'audition grave
- Les psychoses

Les précautions:

- La femme enceinte: la vibration n'est pas proscrite mais éviter de placer un bol directement sur le ventre, la vibration pourrait être vécue trop intensément par le fœtus.

- Les personnes munies d'un appareil auditif : jouer assez loin de l'oreille.

- Parfois de fortes réactions émotionnelles peuvent ressurgir, accueillir avec bienveillance ce moment sans interpréter et sans juger.

Toujours demander en cas de grosse pathologie ou de doute l'avis d'un médecin. Toujours demander l'autorisation d'une personne avant de placer un bol sur son corps. Les personnes complétement sourdes ressentent la vibration et peuvent profiter d'un massage sonore!!

ACTION SUR LE PLAN ENERGETIQUE

Pour nous occidentaux, le corps énergétique n'existe pas ou si peu...

La colonne vertébrale est l'axe majeur, "l'antenne spirituelle" qui capte notre dimension spirituelle verticale, le thérapeute agit en rééquilibrant cet axe.

Le corps énergétique est une perception subtile du vécu intérieur du sujet, le corps vibre, chaque organe a sa propre fréquence et il est possible de percevoir de façon très fine des régions de l'être qui vibrent et résonnent avec son Soi plus profond.

En Inde le terme chakra signifie roue et détermine des régions du corps qui sont des roues énergétiques qui représentent à la fois les organes physiques mais aussi leurs correspondances émotionnelles et symboliques. Un organe ne se limite pas à un simple « objet » mécanique, il a une histoire, un vécu.

Les bols tibétains peuvent interagir sur les zones énergétiques du corps, voici la correspondance des notes au différents chakra les plus connus.

Chakra n°1 : la note Do qui se nomme Chakra racine, appelé Muladhara .Il peut être ressenti à la base de la colonne vertébrale et possède une correspondance avec un point situé entre les deux pieds, dans le creux de la voute plantaire. Il s'ouvre vers le bas et est relié à l'élément terre.

Chakra n°2 : la note Ré qui se nomme Chakra Sacré, Chakra du sexe, Swadhisthana. Situé entre le pubis et le nombril. La couleur dominante est l'orange. Sa fonction est de Stimuler la créativité physique, artistique et sexuelle.

Chakra n°3 : la note Mi qui se nomme Chakra du plexus solaire, Manipura. Situé au plexus solaire, abdomen. La couleur dominante est le jaune. Sa fonction est d'être le centre de toutes les énergies. Vous devenez fort, sain et capable de réaliser les choses qui vous tiennent à cœur. Sur le plan physique, elle touche l'adrénaline et les voies digestives supérieures.

Chakra n°4 : la note Fa dièse qui se nomme Chakra du cœur, Anahata. Situé entre les seins. La couleur dominante est le vert. Sa fonction est l'amour et favorise la communion d'idées. Il touche le cœur et la circulation sanguine.

Chakra n°5 : la note Sol dièse qui se nomme Chakra de la gorge, centre de la communication, Vishuddha. Situé sur la gorge, s'étend sur les oreilles. La couleur dominante est le bleu clair, bleu vert. Sa fonction est la communication avec les autres (parler et écouter) et favorise la clair audience. Au niveau physique il régit la glande thyroïde, les oreilles et la gorge.

Chakra n°6 : la note La dièse qui se nomme chakra du troisième œil, chakra du front, chakra du commandement, Ajna. Il est situé entre les sourcils. La couleur dominante est le bleu indigo, bleu foncé et le violet. Sa fonction est l'intuition, équilibre intérieur, favorise la clairvoyance. Au niveau physique il régit le cerveau, le nez, les yeux, le système nerveux.

Chakra n°7 : la note Si correspond au chakra 7 qui se nomme Chakra de la couronne, coronaire, Sahasrara. Situé au sommet du crane. La couleur dominante est l'Or, blanc, violet. Sa fonction est la conscience cosmique, il nous relie au divin. Au niveau physique il touche le corps énergétique, le cerveau.

L'utilisation d'instruments de musique graves ou terriens (didgeridoo, bol de grosse taille) se fera sur le chakra racine et plus les sons seront aigus (cristal) plus le travail se fera sur les chakra du haut.

Les sons graves servent d'ancrage et les sons aigus permettent un balayage énergétique qui «nettoie» le mental trop sollicité et permettent de couper le flux incessant des pensées.

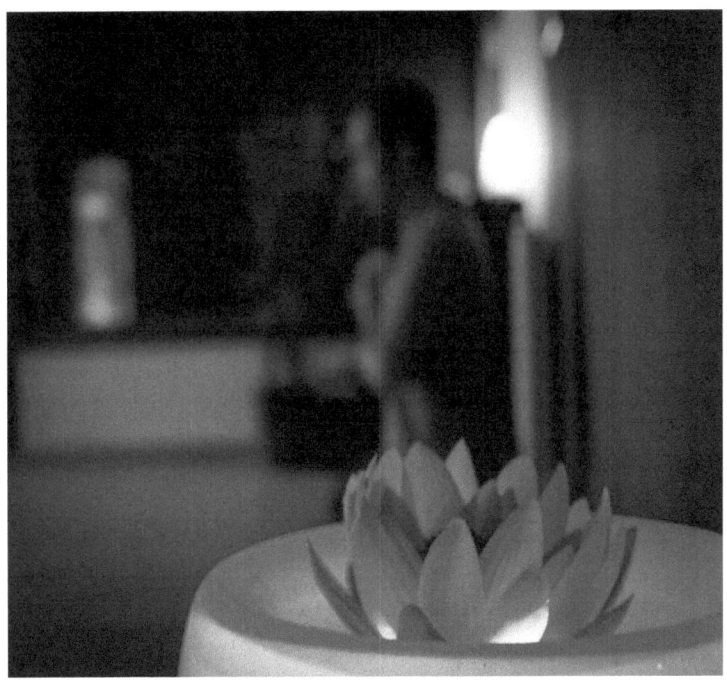

VIBRATION SONORE ET SCIENCE

C'est vers les années 30 que la communauté scientifique a commencée à s'intéresser aux effets des sons sur le cerveau avec la psychoacoustique. Harvey Fletcher et Wilden Munson ont publié des études en 1933 qui montrent que les sons peuvent avoir des effets physiques et des impacts physiologiques importants. Le son aurait même plus d'effet que les images sur les émotions.

Aujourd'hui les techniques de mesure des ondes cérébrales se sont perfectionnées. Les courbes le montrent : le son impacte non seulement l'esprit, les émotions mais aussi le corps (revue « inexplorée », magasine de l'INRESS).

La vibration sonore aurait cette capacité de remettre un certains ordre physique. L'industrie depuis plus d'un siècle utilise ce principe pour procéder à la séparation mécanique. Prenez du sable et des gravillons dans un récipient. Secouez-les gentiment. Vous verrez les gros morceaux se séparer des petits. Le son fait cela, il trie.

Le physicien Ernst Chladni (18eme siècle) et aujourd'hui Alexander Lauterwasser ont montré cela , en mettant du sable sur une pièce métallique et en la frottant avec un archet vous obtenez des images sonores, on appelle cela la cymatique. En interagissant avec la matière, le son génère aussi des effets thermiques qui peuvent être utilisés aussi pour des traitements. Les kinésithérapeutes se servent d'ondes pour soigner des lésions et certains calculs sont des détruits à l'hôpital par des ultra-sons.

Selon Jean Paul Bibérian informe que « tout élément existant sur la terre a une vibration et produit des ondes électromagnétiques. ». Cela fait que notre propre corps est en quelque sorte ondulatoire. La notion de résonance entre en scène. Toutes les cellules de notre corps vibrent à une certaine fréquence. La santé résulte d'une entente entre tous ces niveaux qui doivent résonner ensemble de manière harmonieuse. Notre organisme serait fait de plusieurs milliards de vibrations plus ou moins fines, lentes, rapides, amples...et la santé le résultat d'une cohérence globale de toutes ces fréquences, à l'image d'un orchestre jouant un chef d'œuvre à l'unisson. Dans cette optique, la maladie résulterait d'une discordance locale de nos fréquence.

C'est ainsi que de nombreuses traditions et notamment la musique indienne ont développé des sciences du son avec des rythmes et harmoniques régis par des lois universelles.

Mario Beauregard met au point un dispositif avec des sons isochrones (à intervalles de temps égaux). Le cerveau est tout d'abord exposé à des ondes qui correspondent à son niveau d'activité, puis il est entraîné vers des ondes lentes. Il se produit comme un élargissement des frontières de l'identité, du petit moi, qui laisse place à l'émergence du Soi conscient.

En 1973, Robert Monroe met en évidence le « battement binaural » : lorsqu'un son est envoyé dans une oreille et un autre dans l'autre oreille, le cerveau émet une fréquence spécifique et génère une synchronisation des hémisphère cérébraux. Le cerveau rentre en ondes alpha (fréquences de relaxation profonde) et permet un relâchement de tout le corps, un apaisement des fonctions physiologique et du système nerveux parasympathique.

Tout ceci ressemble beaucoup à ce que font les chamanes depuis la nuit des temps, leurs tambours influencent nos ondes cérébrales. « Avec le tambour, il y a comme une accumulation énergétique et la création d'une information vibratoire qui va permettre à un moment une ouverture de la conscience, un basculement vers un monde onirique. Pour certaines traditions, ce monde est aussi réel que le notre. » détaille Alain Désir.

La vibration sonore, dans toute sa splendeur oscillatoire, serait un outil de choix pour nous soigner et nous faire grandir.

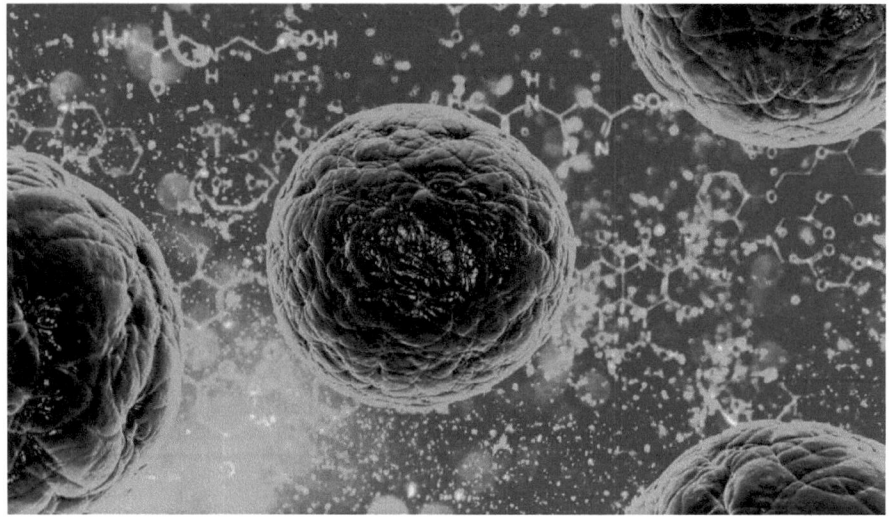

LEGENDE DIDGERIDOO

Voici une légende, pleine de beauté, qu'un ami aborigène m'a raconté.

« **3 pattes, *la légende du didgeridoo*** »

« *Trois pattes* » est un tripède qui vit en Australie. En fait, il a deux pattes et un "*graaaand* " zizi dont il se sert pour marcher.

Un soir dans sa grotte, il mange tranquillement et regarde le soleil se coucher. C'est alors qu'il aperçoit Warima et Balinga, deux femmes aborigènes, en pleine cueillette de nourriture pour leur tribu.

Elles sont belles !! Il en tombe immédiatement amoureux ! Il détale à toute vitesse, les capture et les emmène dans sa *maison-grotte*.

Tard dans la nuit, Warima réussi à s'enfuir et à regagner sa tribu à toute allure. Elle leur raconte toute l'aventure. La tribu se concerte et décide de libérer Balinga des mains de 3 pattes.

Au milieu de la nuit, les deux meilleurs chasseurs de la tribu creusent un grand trou non loin de la grotte de 3 pattes.

Tôt le lendemain, Warima cueille tranquillement des fruits en face de la grotte.

3 pattes se réveille et s'étire. Il regarde le lever du soleil et quoi ?! Que voit-il ? Warima libre ?! Son sang ne fait qu'un tour ! Il court de rage à toute allure pour reprendre Warima et là...croyant arriver à son but, il tombe dans le trou. Sa chute est terrible ! Etourdit, il relève la tête et réalise ce qu'il lui est arrivé. Son regard se dirige instinctivement vers le haut et voit tous les chasseurs lui jeter des pierres, criant à tue-tête !

De peur, 3 pattes se recroqueville sur lui-même. Prend son pénis à deux mains et souffle dedans...et là, un son incroyable sort de son zizi !! Laissant la tribu stupéfaite et totalement mystifiée ! Ils sont comme endormi, et les visages restent figés !

Quelques minutes après, la tribu se réveille après cet étrange "étourdissement" et le chef s'exclame :

- « 3 pattes a disparu !!! »
- « Ce son a du pouvoir ! »
- « Il faut à tout prix retrouver ce son ! »
- « Allons chercher un son similaire dans le bush »

Les membres de la tribu se dispersent pour chercher le son. Puis se retrouvent le soir, autour du feu, pour discuter et échanger leurs expériences. Malheureusement, rien ne c'est passé.

Pendant la discussion, l'un d'entre eux se lève et casse une branche d'arbre d'eucalyptus pour alimenter le feu. Avant de déposer la branche creuse sur le feu, il souffle dedans pour y enlever les termites. En soufflant, le son incroyable est revenu !! Envoyant toutes les termites rejoindre les étoiles dans le ciel…

Le didgeridoo est né !

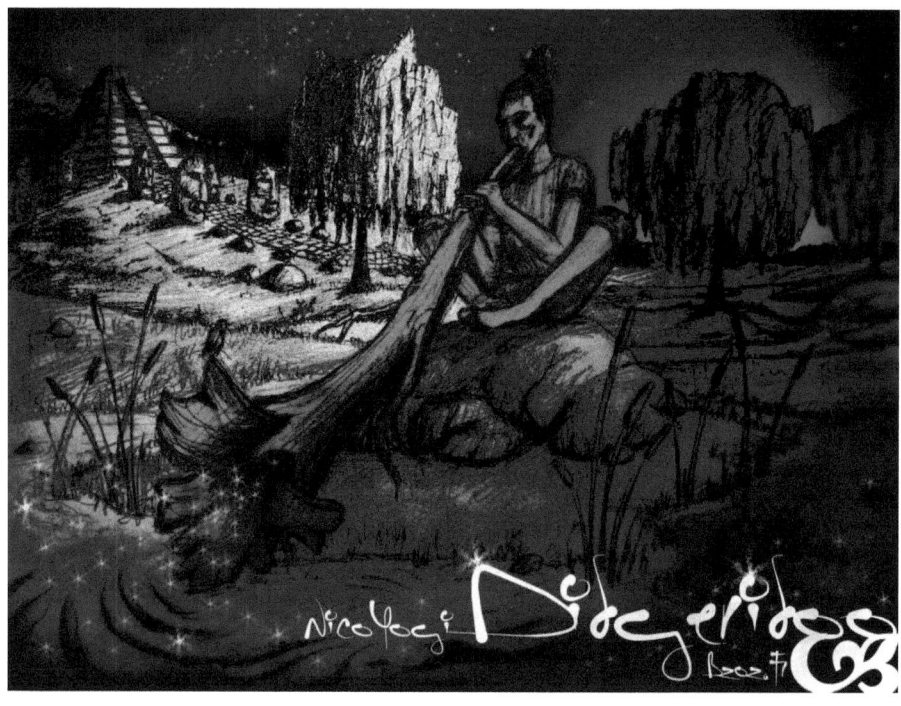

"Avoir les pieds sur terre pour mieux bondir dans les airs"

Juan Miro

BAIN SONORE TIBETAIN

Ce passage sur les ondes et les bols chantants rend hommage à mon maître Axel Passche et son travail remarquable sur les massages sonores.

I- Le son, les ondes acoustiques

Le son est une vibration mécanique du milieu dans lequel il se propage. Dans l'air, ce sont des variations locales de pression atmosphérique (en Pascal). On parle **d'onde acoustique** car un son continu consiste en des vibrations successives se déplaçant à la même vitesse (celle du son dans le milieu considéré). Ces vibrations ont la même amplitude (intensité) et forment une onde sinusoïdale dont les crêtes sont espacées d'un intervalle constant (la période, exprimée en secondes). La fréquence (inverse de la période, exprimée en Hertz, 1Hz = 1 oscillation par seconde) définit le nombre de crêtes par secondes. Notre oreille associe un ton (hauteur) à chaque fréquence. Les basses fréquences sont perçues commes graves et les hautes fréquences sont aiguës. L'oreille humaine ne perçoit pas toutes les fréquences possibles mais seulement un domaine restreint (tout comme pour la lumière visible) qui sétale de **15 Hz (grave à 15kHz** (15000Hertz, aiguë).

Le son consiste donc en la propagation dans l'air d'ondes acoustiques, c'est à dire de variations de pression. Le son se propage dans l'air à la vitesse de 343m/s. Mais le son peut se propager dans d'autres milieux que l'air. Ainsi dans l'eau, la vitesse du son est de 1500m/s, c'est bien plus que dans l'air !

Or rappelons ici que le corps humain est constitué à 80 % d'eau !

Pourquoi le son est il plus rapide dans l'eau que dans l'air ? Parce que l'eau est plus dense que l'air : dans un liquide, les molécules sont plus proches les unes des autres que dans un gaz. La densité est le nombre de molécules par unité de volume. Dans l'acier, cette vitesse est de 5000m/s, c'est énorme. Et aussi dans un solide, la densité est bien plus élevée que dans un liquide.

L'onde sonore des bols va donc se propager beaucoup plus vite dans le corps physique que dans l'air ambiant.

Comment expliquer ces différences de densité ? Vous savez qu'il existe trois états de la matière : solide, liquide, gazeux. La matière adopte l'un de ces trois états en fonction de la témprérature et de la preession. Pour une pression constante, un solide doit absorber beaucoup de chaleur pour devenir liquide et un liquide doit aussi être chauffeé pour se vaporiser. Au niveau moléculaire, la chaleur d'un corps se traduit par une vitesse des molécules le constituant ; plus un corps est chaud, plus les molécules sont rapides et donc plus elles se percutent souvent. Plus il y a de chocs entre les molécules, plus il se forme un espace entre chacune des molécules : le corps «gonfle». On dit que sa densité diminue puisque pour un même nombre de molécules il a besoin d'un grand volume : le nombre de molécules par unité est donc moindre.

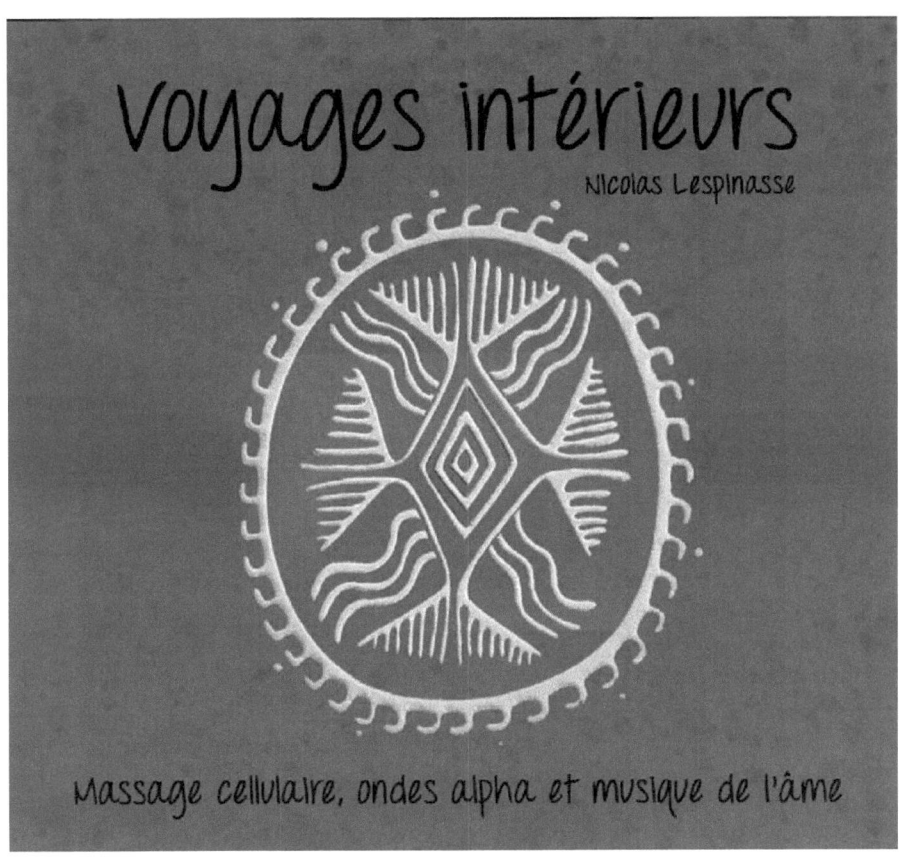

On remarque que **plus un milieu est dense, plus la vitesse du son est grande.** Les ondes acoustiques ont besoin d'un milieu pour se propager : les vibrations utilisent nécessairement un milieu physique comme support physique puisque c'est le support lui même qui acquiert un mouvement. Et ce sont les caractéristiques tout au long du temps des vibrations du support en terme d'intensité et de fréquences qui fait qu'un son est un crissement de pneu ou bien la neuvième symphonie de Beethoven.

II- L'onde sonore

Une onde est avant tout une manifestation d'un phénomène physique.

Les ondes mécaniques : vibrations mécaniques, **ondes sonores**, vagues à la surface de l'eau, ondes sismiques etc...où se propage un état de tension, de vitesse et de pression...
Les ondes électromagnétiques : lumière, ondes radio, infrarouge, ultraviolet, rayon X, rayon gamma, où se propage un état de champs électrique et magnétique...
Les ondes de spin où se propage un état d'orientation d'atômes etc...

L'onde ne transporte que de l'énergie, pas de la matière (la vague ne fait pas avancer le bateau). Ainsi un point sur notre corps atteint par une onde sonore va reproduire le même mouvement que celuin imprimé par la source (avec une amplirude moindre et un retard dù au temps qu'il faut à l'onde pour l'atteindre.

III- Que se passe-t-il dans le corps ?

La cellule est occupée par un réseau de microfilaments et microtubules qui forment un véritable squelette intracellulaire. Ce «cytosquelette» est connecté au tissu conjonctif axtracellulaire par l'intermédiaire de protéines transmembranaires. Il se prolonge jusqu'aux chromosomes du noyau cellulaire, c'est à dire jusqu'à l'ADN. Ce cytosquelette agit comme un système en «transégrité» (genre d'équlibre permanent). La moindre traction sur un récepteuir membranaire influence l'ensemble de la cellule y compris ses chromosomes. Des réactions biochimiques s'ensuivent : activation des gènes et fabrication des protéines à partir de l'ADN.

La vibration des bols et les ondes sonores véhiculent donc l'énergie à travers les tissus conjonctifs de la «matrice vivante» jusqu'au niveau intracellulaire. Ce véritable massage cellulaire sonore influence donc tout le corps physique jusqu'au niveau microscopique. La vitesse de propagation est facilitée par la masse de molécules d'eau.

A ce stade, un autre phénomène va entrer en comptre à un niveau plus subtil, moins «physique» : la synchronicité. On sait depuis Huygens, savant hollandais du 17 eme siècle, que 2 pendules mises côte à côte finissent au bout d'un certain temps par adopter le même rythme de balancement. On sait également que ce phénomène se produit également entre humains. Deux femmes vivant sous le même toit finissent par avoir leurs règles au même moment.
On appelle ce phénomène «vibrer en osmose (ou en phase)» Dans le cas des bols

chantants, il s'agit d'une mise en phase des vibrations tant du bol que du patient (et du praticien).

Cette osmose provoque l'état de «vacuité» (au sens oriental de ce mot dont la mauvaise traduction pourrait être le vide), d'unité, de paix. Cette sensation unique de paix et de repos, entrainerait selon James Oschman («Energy Medecine : the scientific basis») la mise «au repos» d'une zone du thalamus qui engendre des ondes cérébrales. En s'alignant sur le rythme alpha, les ondes se propageraient à travers la matrice vivante et produiraient des champs biomagnétiques susceptibles d'avoir une action thérapeutique.

Sur le plan cérébral, la fréquence des ondes du cerveau va donc se rapprocher du rythme «alpha» entre 7 et 8 Hertz. C'est justement cette fréquence qui a été mesurée pour les bols chantants . Cette fréquence est caractéristique des états méditatifs et relaxés. C'est aussi la fréquence de la résonance magnétique de Schumann (ondes électromagnétiques dont la trajectoire autour de la terre rebondit entre la surface de la terre et l'ionosphère).

Pour qu'une onde se propage il faut:

⌐ que le milieu environnant la source permette la propagation de l'onde. Par exemple, les ondes sonores ne se propagent pas dans le vide, les ondes lumineuses ne se propagent pas dans les substances opaques, les rayons X se propagent dans les tissus biologiques mous mais pas dans les os.

⌐ Que la source soit dans un état vibratoire : corde vibrante d'un instrument de musique, vibration des électrons dans une antenne, etc...

On parle **d'onde longitudinale,** lorsque le phénomène physique se passe dans la même direction que la direction de propagation, comme des ondes de compression dans un ressort, ou la compression de l'air lors du passage d'une onde sonore.

Une fine tranche d'air effectue au passage de l'onde des mouvements d'aller et retour dans la direction de propagation de l'onde sonore.

IV- L'importance de la réharmonisation

Lorque l'ensemble du corps est réharmonisé, il retrouve son équilibre. Les techniques de respiration visent d'ailleurs le même but. Cette réharmonisation contrebalance les déséqulibres responsables de toute la maladie.

Tout dans l'univers est composé de vibrations : la lumière, l'air, les couleurs, les sons, an fait tout ce qui compose la vie en elle même est fait de vibrations.

Nous sommes sonstament soumis à des dissonances, qu'il s'agisse de bruits agressants, de stress , de surcharge de travail et principalement, toutes formes d'angoisses et de peurs.

Nos efforts quotidiens por gérer adéquament ces sources de disharmonies exigent beaucoup d'énergie de notre part.

Cela conduit souvent à un excès de fatigue, devenant graduellement de l'épuisement tant mental que physique.

Notre système immunitaire se trouvant ainsi continuellement bombardé puis affaibli, il ne parvient plus que très difficilement à conserver son harmonie. Il s'ensuit un déséquilibre qui amenuise notre capacité de réagir aux assauts de virus débouchant trop souvent sur la maladie.

LES SONS TIBETAINS NE VOUS GUERISSENT PAS, MAIS CEPENDANT ILS VOUS SUPPORTENT DANS UN PROCESSUS D'AUTOGUERISON.

Les sons des bols tibétains ne vous guérissent pas. Ils sont avant tout un instrument par excellence vous permettant de libérer des tensions accumulés, nuisibles à votre état de bien être.

Aujourd'hui, si la science reconnaît aisément les bienfaits de la relaxation, il devrait nécessairement en être de même pour la thérapie par les sons tibétains, principalement parce que ceux-ci amplifient votre niveau de relaxation à un dégré encore plus profond, plus étendu, dû au fait que vous participez au RESSENTI intime de chacune de vos cellules se trouvant touchée par les sons.

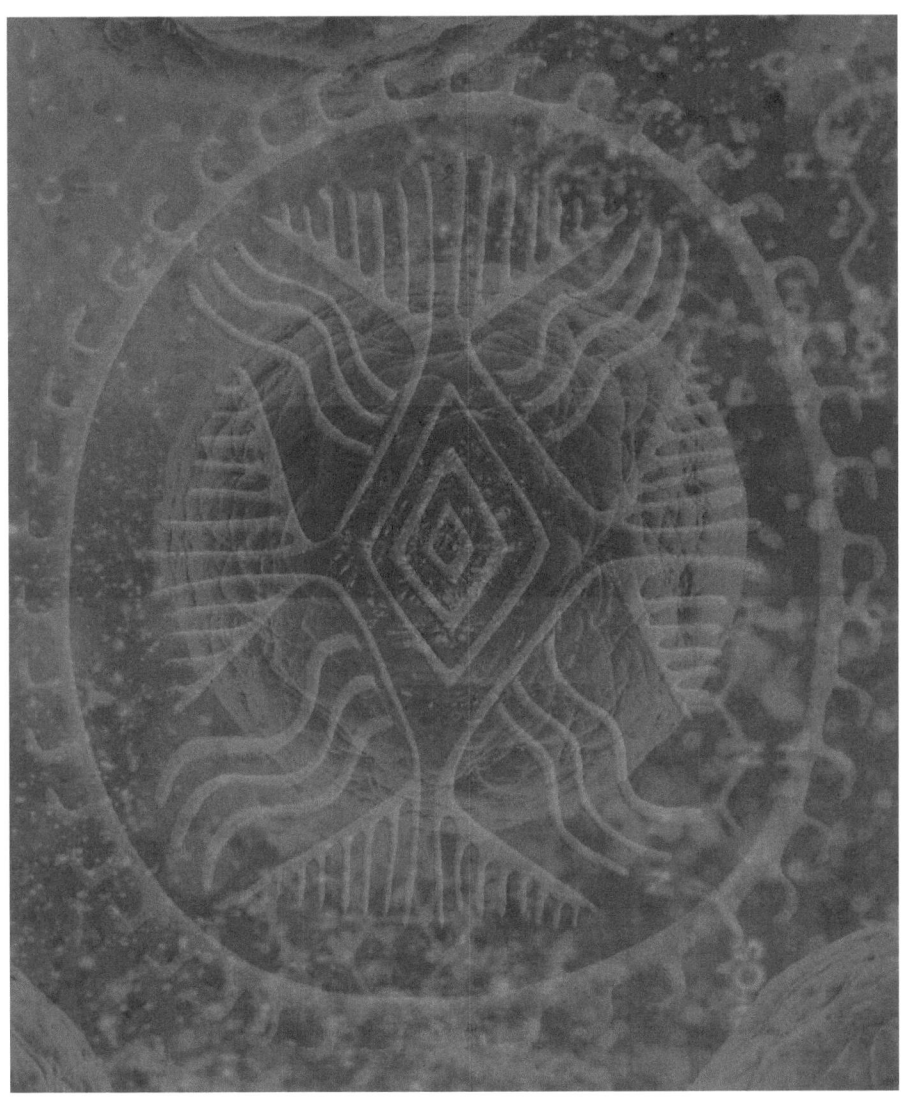

V- Interaction des différents sons émis par les bols

Lorsqu'un hochet de bois (appelé aussi mailloche) est frappé sur le bol, le son harmonise tout d'abord le cœur de vos cellules. Différents sons, différents forces, se trouvent appliqués Chacunes de ces vibrations agit différemment, c'est pourquoi il est assez délicat pour un non-initié de frapper ceux-ci sans connaître leur champ de répercussion, mais cela s'apprend.

Lorsque le hochet tourne autour du bol, ce mouvement circulaire s'appelle « faire chanter le bol ». Comme nous l'avons déjà mentionné, ce ne sont pas tous les bols qui chantent bien. Le son qui s'en dégage a souvent été comparé à celui des effets spéciaux utilisés en cinéma, pour identifier les soucoupes volantes.

Même si l'association aux soucoupes fut possiblement inventée de toutes pièces, il n'en rest pas moins que le son émis par les bols chantants n'est pratiquement jamais utilisé dans le développement d'une œuvre musicale habituelle.

« Est-ce qu'une thérapie par les sons donne toujours des résultats satisfaisants ? ». Il est extrémement difficile de répondre à cette question, car l'effet ne vient pas uniquement du son, mais surtout de votre intérêt à le faire participer à votre bien être. Certains sons appaisent énormément le mental et soulagent le stress accumulé. Mais même ici, il est difficile de conclure puisque le niveau de stress est totalement différent pour chaque personne.

Vous pouvez avoir de grandes préférences pour certains sons et même de fortes réticences pour certains autres. Cela est en relation avec l'énergie sonore émise et le blocage énergétique auquel on se heurte.

Vous n'avez pas à forcer le travail thérapeutique. Si un son en particulier vous irrite, nous vous suggérons plutôt de mettre l'audition des sons aussi faible que possible afin que le travail se réalise tout en douceur. Même si vous l'entendez de façon imperceptible, le travail s'opérera sur le blocage si vous avez l'ouverture intérieure pour le réaliser.

VI – Le chant des bols et l'effet sur nos champs vibratoires

Lorsque le bol chante, il vise à rétablir la bonne circulation de cette énergie entre les chakra (roues énergétiques). Nous avons remarqué que certaines personnes adorent entendre ce son toubillonant alors que d'autres se sentent inconfortable à son écoute.

Encore ici, il s'agit d'un processus très personnel, mais nous avons conclu que lorsque vous réalisez ce travail dans une période de votre vie où vous êtes relativement en bonne santé, un nettoyage s'effectuera en profondeur et parfois votre point de fragilité refera précisément surface afin d'être expulsé de votre corps. Un peu comme une bonne transpiration est capable de vous libérer de certaines toxines.

C'est dans cette dimension que quelques rares praticiens en massage utilisent les sons des bols, permettant ainsi à leur patientèle de parvenir à des niveaux de relaxation optimum, pour encore mieux bénéficieé de leur séance de soins corporel. Les gens ayants reçu cette expérience nous ont confié que même un certain temps après la fin de leur massage, les sons doux et pénétrants des bols sontinuaient d'exercer des ondes vibratoires dans tout leur corps. De ce fait, ceux-ci ne pouvaient s'empêcher d'en être plus conscients en raison de l'effet tangible ressenti.

Cet effet se remarque également lorsque le bol qui cahnte est placé aux abords d'autres bols possédants les mêmes propriétés puisque les vibrations ont tendance à faire chanter quelque peu les autres bols par résonance. Ce n'est donc pas surprenant qu'il en soit de même avec l'ensemble de nos organes internes.

Selon les anciens, les sons des musiques archaïques avaient pour fonction de transmettre une énergie, une sorte de conotation vitale, possédant une puissance psychique aux vertus médicinales sur les centres nerveux.

De nos jours, une expérience scientifique fut menée avec les plantes de serres. Résultats : les plantes recevant de la musique classique poussaient presque deux fois plus vite et s'en trouvaient plus touffues, plus colorées que celles en observation ayant été laissées sans musique.

De plus, dépendant du genre de musique, on n'obtenait pas nécessairement les mêmes résultats. Il s'avère qu'une musique « heavy metal » donnait des résultats chaotiques de pousses désorientées quand elles n'étaient pas tout simplement rachitiques, atrophiées et composées de couleurs fades.

Une expérience similaire fut également réalisée par des fermiers qui faisaient entendre de la musique classique à leurs vaches. Ils ont affirmé que celles-ci étaient moins nerveuses, tombaient moins souvent malades et leur production de lait dépassait de 27% les productions précédebtes. La musique n'est donc pas sans effets.

Les chinois utilisent des cloches tubulaires qui émettent des sons très doux en s'entrechoquant. Ils les placent aux abords des portes de leur habitat afin d'éloigner les mauvais esprits. Il s'agit pour eux d'un principe feng shui protecteurs. Selon eux, si ces sons (dôtés d'une grande douceur) vous irritent, c'est peut être que vous auriez besoin de l'aide de bons esprits.

Selon certaines recherches scientifiques, les sons pénétrant notre structure énergétique peuvent, par résonance, y laisser leurs influences pendant **plus de trente-six heures.**

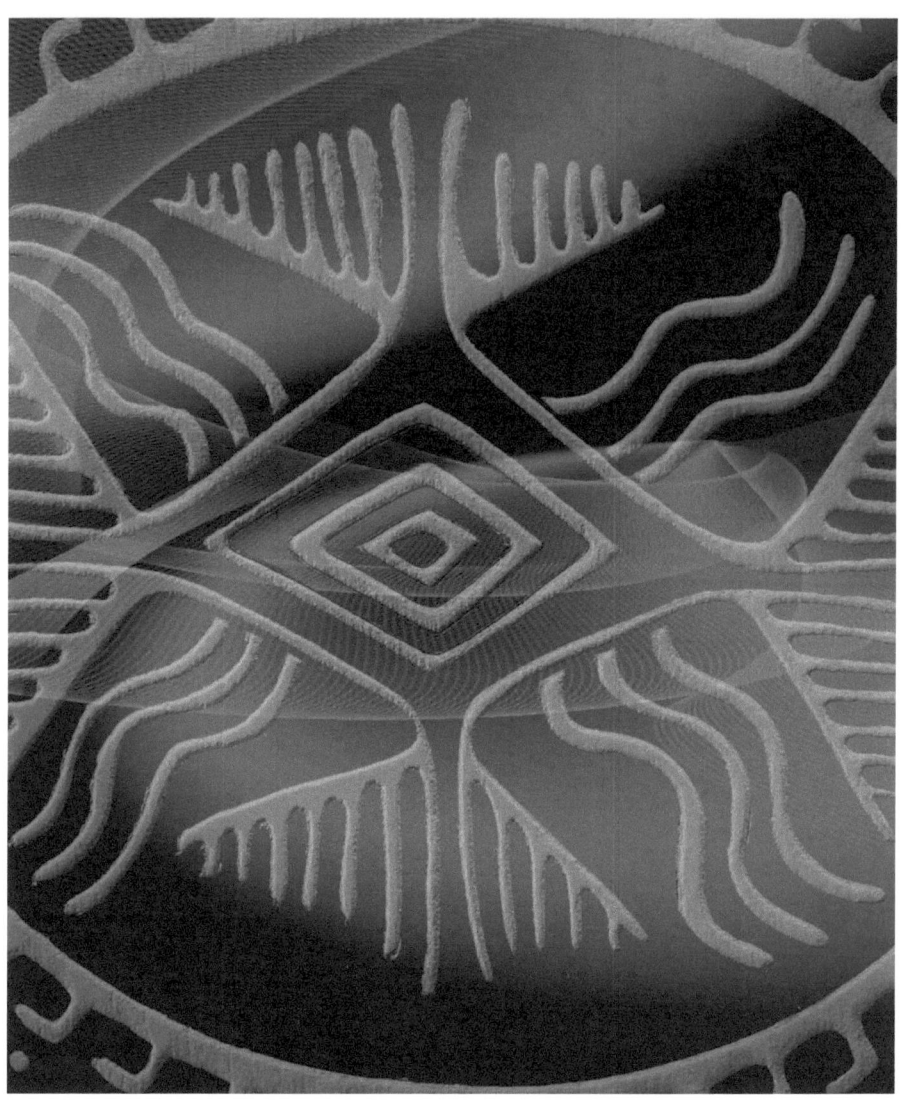

VII- Comment agissent de façon thérapeutique les sons tibétains

L'énergie émise, par les bols tibétains en particulier, vise à toucher le corps mantal pour le ré-harmoniser avec le corps éthérique (appelé aussi corps énergétique), de sorte que l'aura se trouve nettoyée des formes de pensée négatives qu'elle aurait accumulées consciemment ou inconsciemment.

Ces bols chantants, ainsi que les cloches tibétaines et tingshas (cymbales), sont capables d'émettre des sons dits pénétrants parce qu'ils produisent des sonorités agissant un peu à la manière d'un mantra, en pénétrant dans la structure éthérique de l'auditeur pour y débloquer les nœuds énergétiques et parvenant à l'intérieur même de son corps physique.

Un mantra est un ensemble de sons continuels répétés qui libèrent la pensée afin d'ouvrir le champs de la conscience à un niveau plus élevé.

Le son, qu'il soit simplement agréale à enendre ou spécifiquement de nature curative, possède somme toute une mission bien particulière : il fut créé comme support d'élévation de l'âme afin d'atteindre et d'entretenir ce qu'il y a de plus beau, de plus Divin, de plus sacré à l'intérieur de nous-mêmes.

La musique est en quelque sorte le plus court chemin vers notre CONSCIENCE SUPERIEURE, vers notre lumière Divine. C'est la recherche de la fusion avec l'Ame suprême. Cela est très sincérement la plus belle expérience spirituelle que nous vous souhaitons.

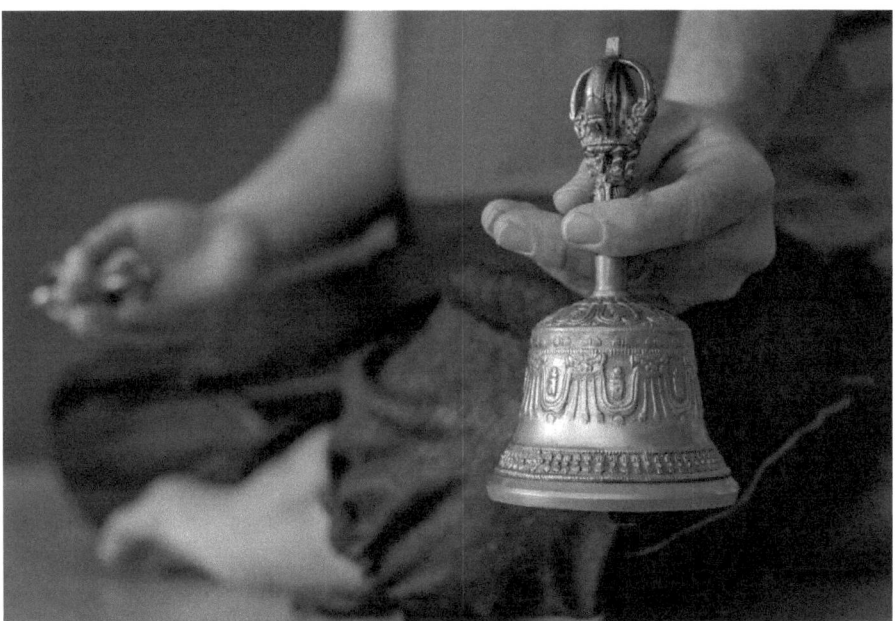

VIII- Illustrations d'exercices pédagogiques et d'applications aux massages sonores

Il faut tout d'abord distinguer les outils de frappe du bol. On peut frapper le bol avec une mailloche ou un maillet.

Le bol peut aussi être frapper avec le poing ou avec le doigt.

Avec la mailloche, le son est grave et profond, avec le maillet il est plus métallique et aérien. Le maillet sert aussi à faire chanter le bol.

Vous pouvez choisir plusieurs mailloches dont la taille sera adaptée à la taille du bol, plus une mailloche est rembourrée plus le son sera grave.

Pour que le son soit moins métallique avec le maillet, utilisez un maillet entouré de cuir ou mettez du scotch autour.

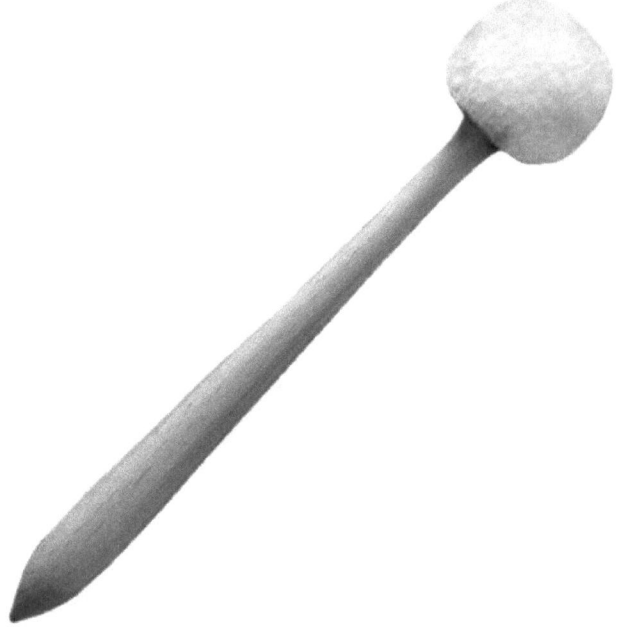

La mailloche

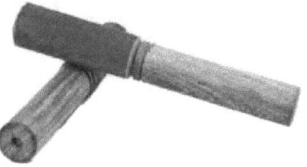

Le maillet

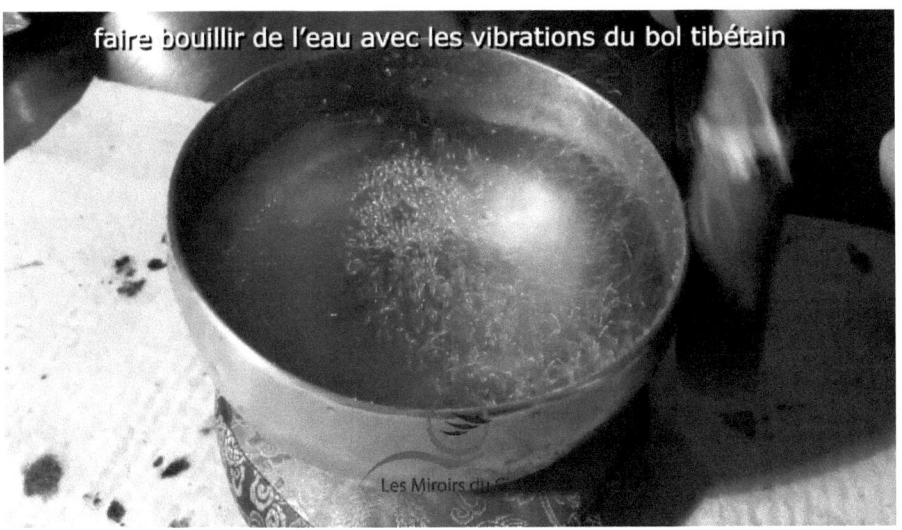

faire bouillir de l'eau avec les vibrations du bol tibétain

L'exercice de la bouilloire :

Pour activer des bulles et donner un effet pétillant de l'eau, verser de l'eau dans le bol puis le faire chanter en tournant avec le maillet, petit à petit vous aller voir l'eau du bol s'activer.
C'est un très bon exercice pédagogique pour voir l'effet de la vibration sur l'eau.
Attention à bien essuyer le bol après utilisation pour éviter qu'il ne s'oxyde.
Il existe aussi un bol chinois qui s'appelle **Lung ding ou bol taoïste** qui se joue avec de l'eau.

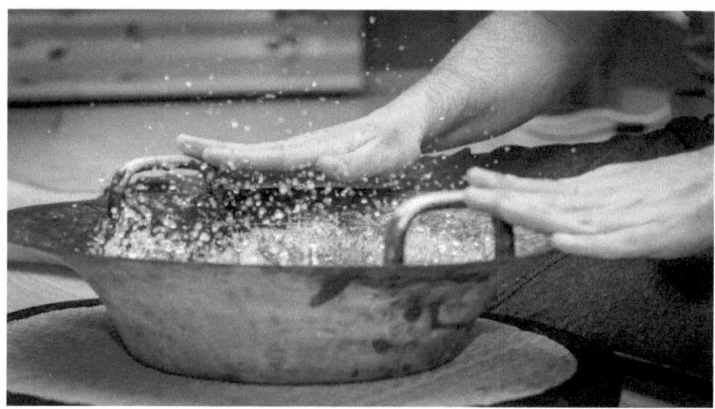

Lung Ding chinois

L'ancrage :

Pour développer l'ancrage chez une personne, on peut lui mettre le bol à l'arrière des pieds ou sur la tranche des pieds s'il est assis avec les plantes de pieds jointes. Privilégier les gros bols aux sons graves et puissants. Si vous avez un très grand bol vous pouvez mettre la personne debout les pieds dans le bol chantant.

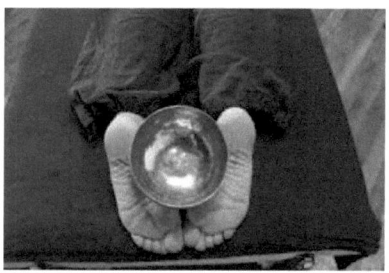

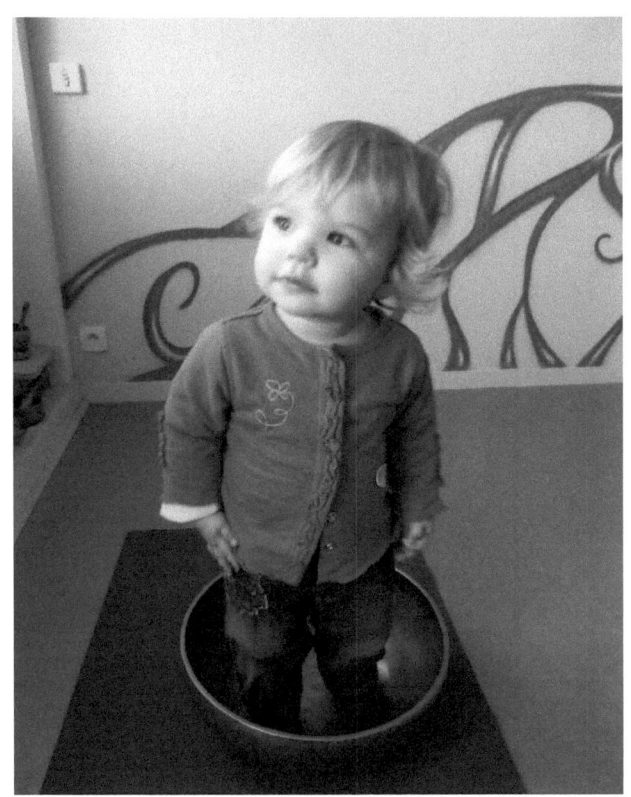

Le bain de pieds

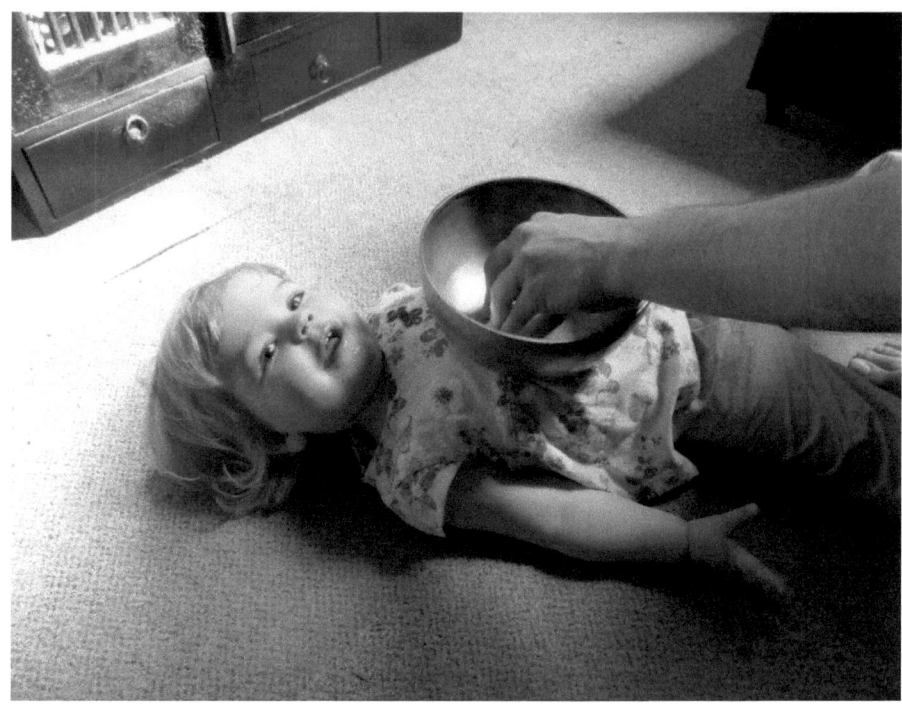

L'ouverture de l'espace du cœur :

Placer le bol sur le plexus solaire et frapper avec une mailloche ou faire chanter le bol avec un maillet.
Vous pouvez frapper en laissant la vibration du bol s'éteindre ou frapper plusieurs fois le bol pour faire monter la vibration crescendo.

Le même exercice peut être fait pour apaiser l**e deuxième cerveau ou le hara** pour les japonnais c'est à dire le **centre énergétique de l'abdomen** pour faciliter digestion physique et émotionnelle.

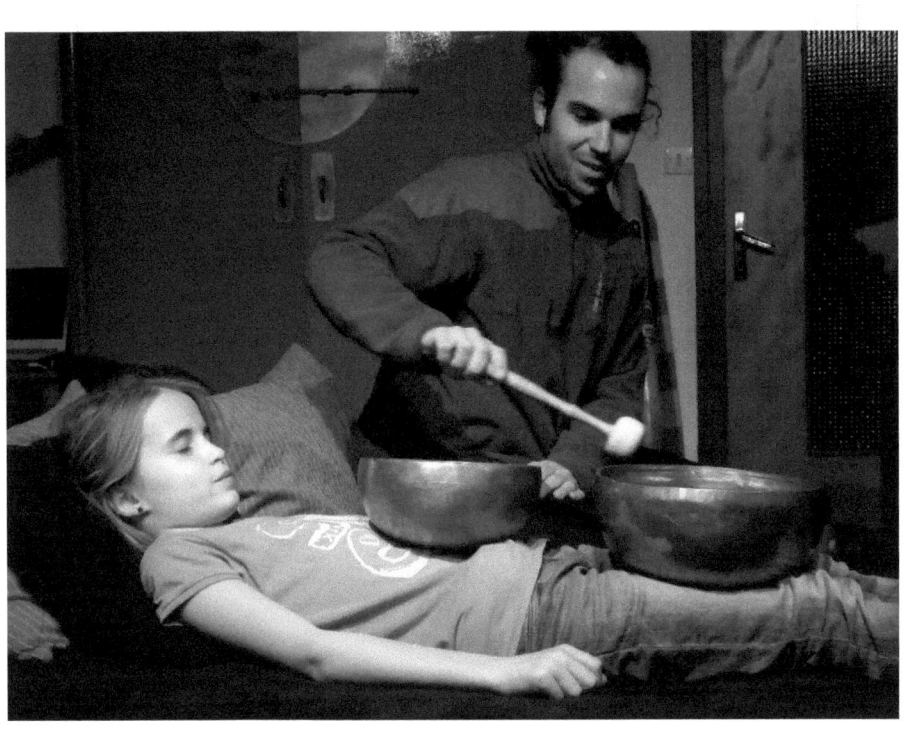

Massage sonore à deux bols :

Placer un bol sur l'abdomen et l'autre sur le plexus solaire.
Toujours commencer par l'abdomen et remonter vers le plexus.
Un bandeau ou un **cache yeux** peut être mis sur les yeux pour être mieux intériorisé et bien à l'écoute du son et des vibrations.

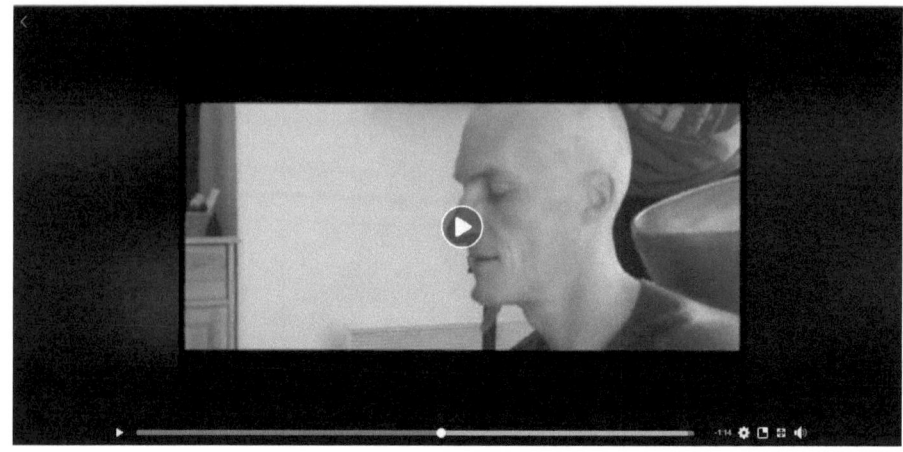

Douche énergétique :

Passer autour de la personne assise ou de bout en tenant le bol à 5 cm d'elle, les vibrations se transmettent plus doucement que directement sur le corps.
Très utile pour les personnes mal à l'aise avec le toucher.

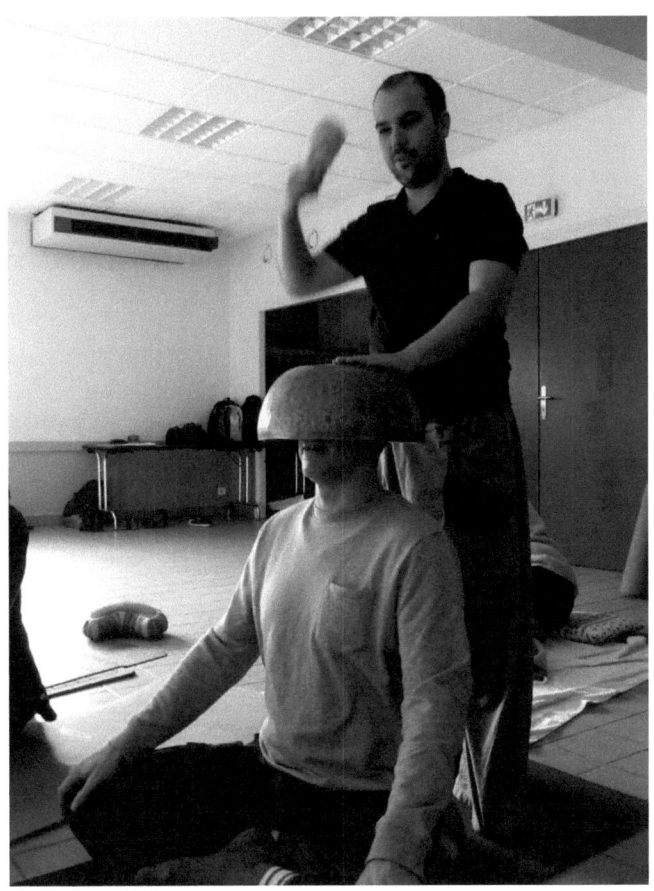

L'exercice du champignon :

Placer un bol adapter à la tête de votre élève et frapper très doucement avec une mailloche. Exercice très agréable pour lâcher le mental. Vous pouvez aussi faire cette pratique seul en tenant bien le bol avec vos doigts dessus ce qui ne stoppera pas la vibration et évitera de le faire tombe.

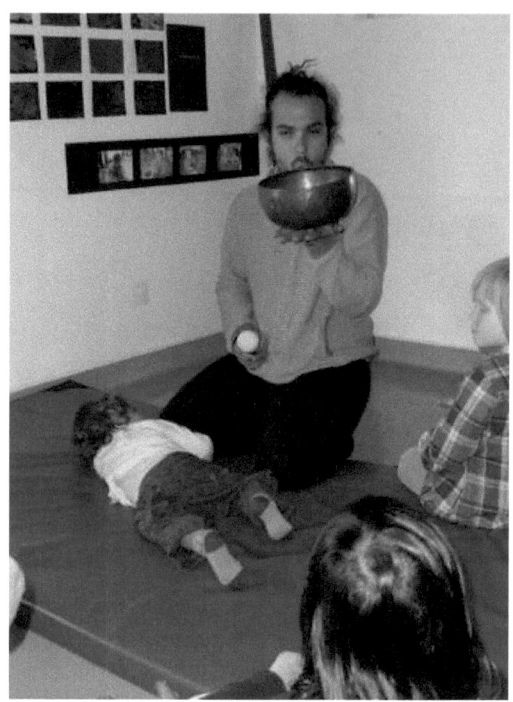

L'exercice du wah-wah :

Placer votre bouche près de l'arrête du bol à environ 1 cm et faire caisse de résonance avec votre bouche en utilisant la bouche et le larynx. Il ne faut pas parler c'est la cavité buccale qui sert de résonateur.
Cette exercice permet d'isoler et d'augmenter les harmoniques. Très utile pour initier à la guimbarde et au chant diphonique ou harmonique.

Protocole de massage sonore à 4 bols : 20 à 40 minutes

Mettre un cache yeux et éventuellement une couverture sur le massé.
Placer éventuellement un gros coussin sous les genoux si la personne à des douleurs au dos.
Placer un gros bol entre les jambes du massé.
Un bol moyen sur l'abdomen.
Un bol intermédiaire sur le plexus solaire.
Un petit bol aigu ou des tingsha (cymbales tibétaines) au dessus de la tête.

1. Frapper d'abord le gros bol et attendre environ 20 secondes entre chaque frappe. Répéter 3 à 6 frappes.
2. Frapper ensuite le bol du ventre avec 20 secondes d'intervalles entre chaque frappe 3 à 6 fois.
3. Frapper ensuite le bol du plexus avec 20 secondes d'intervalles entre chaque frappe 3 à 6 fois.
4. Faire chanter le bol de l'abdomen 3 à 6 fois
5. Faire chanter le bol du plexus 3 à 6 fois
6. Frapper en enchaînant ventre et plexus 3 à 6 fois avec 20 secondes d'écoute entre chaque enchaînement
7. Frapper ensuite le bol au dessus de la tête avec 20 secondes d'intervalles entre chaque frappe 3 à 6 fois.
8. Faire chanter le bol au dessus de la tête 3 à 6 fois
9. frapper tous les bols depuis celui entre les pieds jusqu'au dessus de la tête alternativement 3 à 6 fois
10. Terminer en faisant chant le bol au dessus de la tête 3 à 6 fois
11. Laisser environ 3 à 5 minutes de silence.
12. Enlever les bols en mettant d'abord votre main sur la personne massées pour la prévenir.

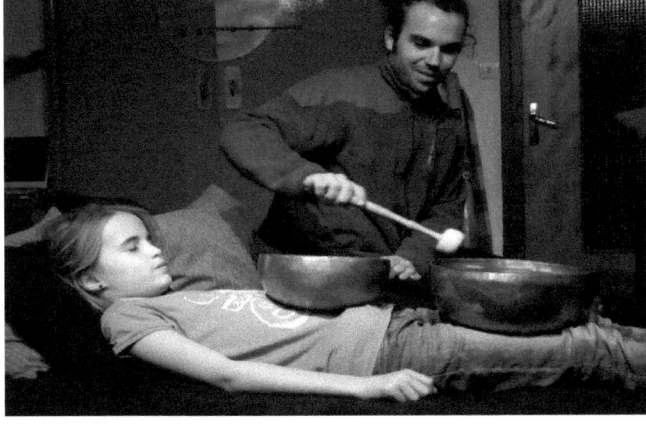

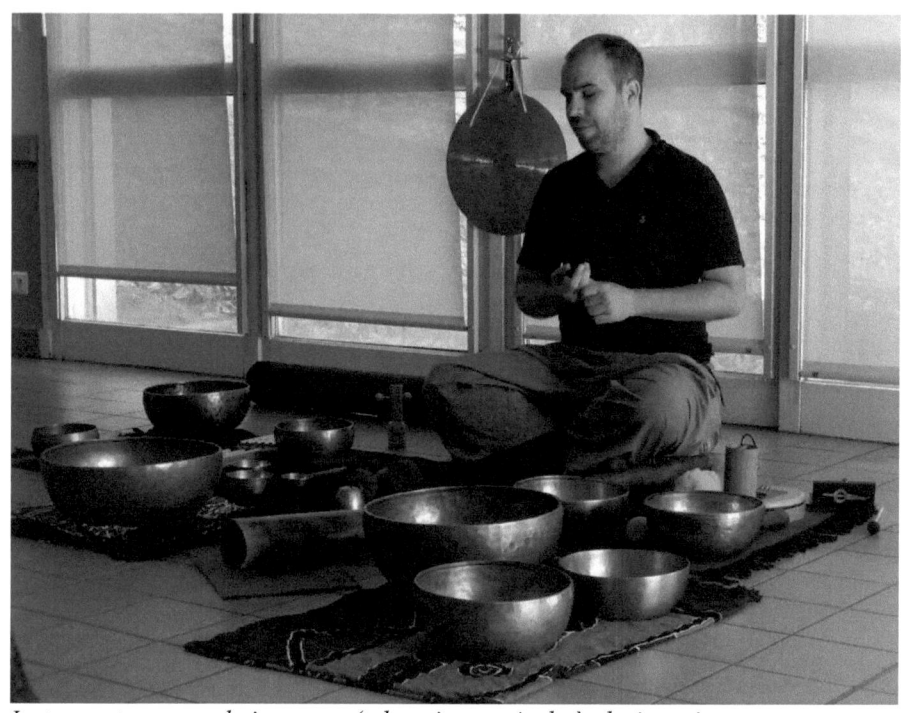

Instruments pour un bain sonore (relaxation musicale à plusieurs instruments et plusieurs personnes).

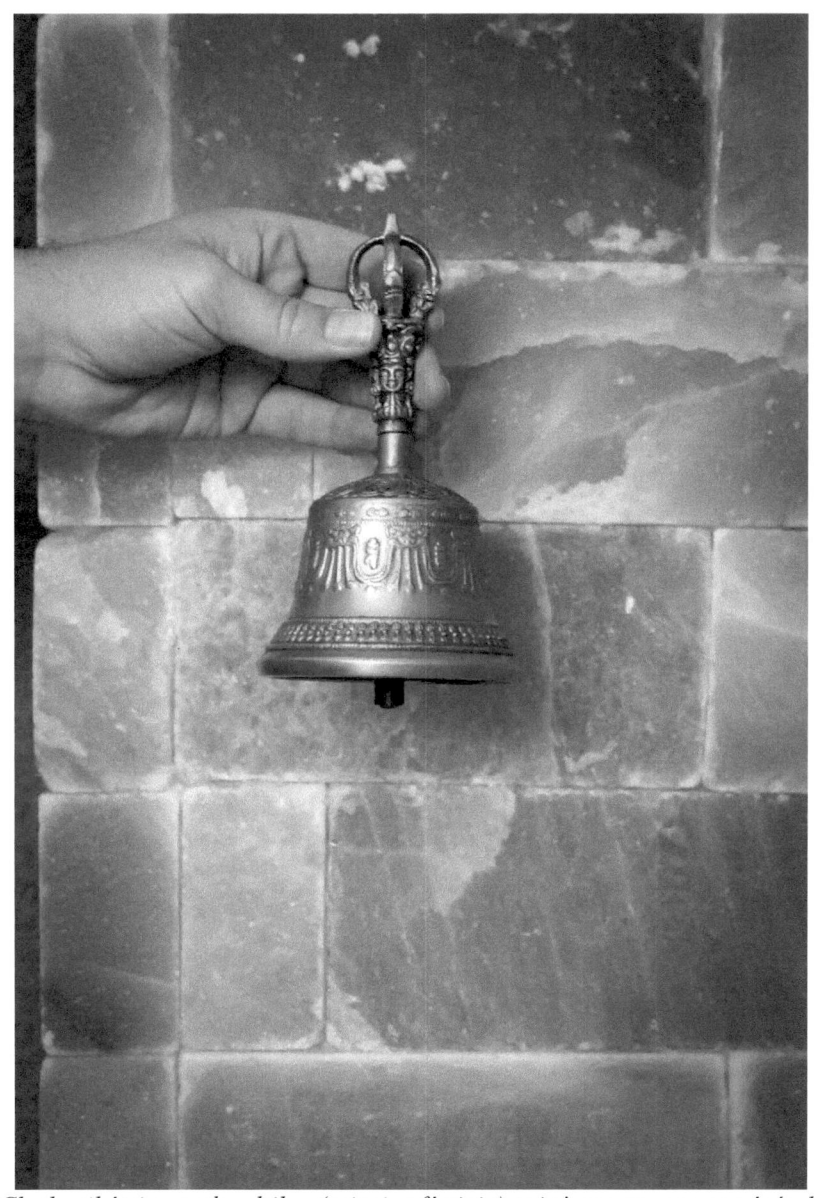

Cloche tibétaine « rdor-dril » (principe féminin) qui s'accompagne en général avec le « dorje » (principe masculin)

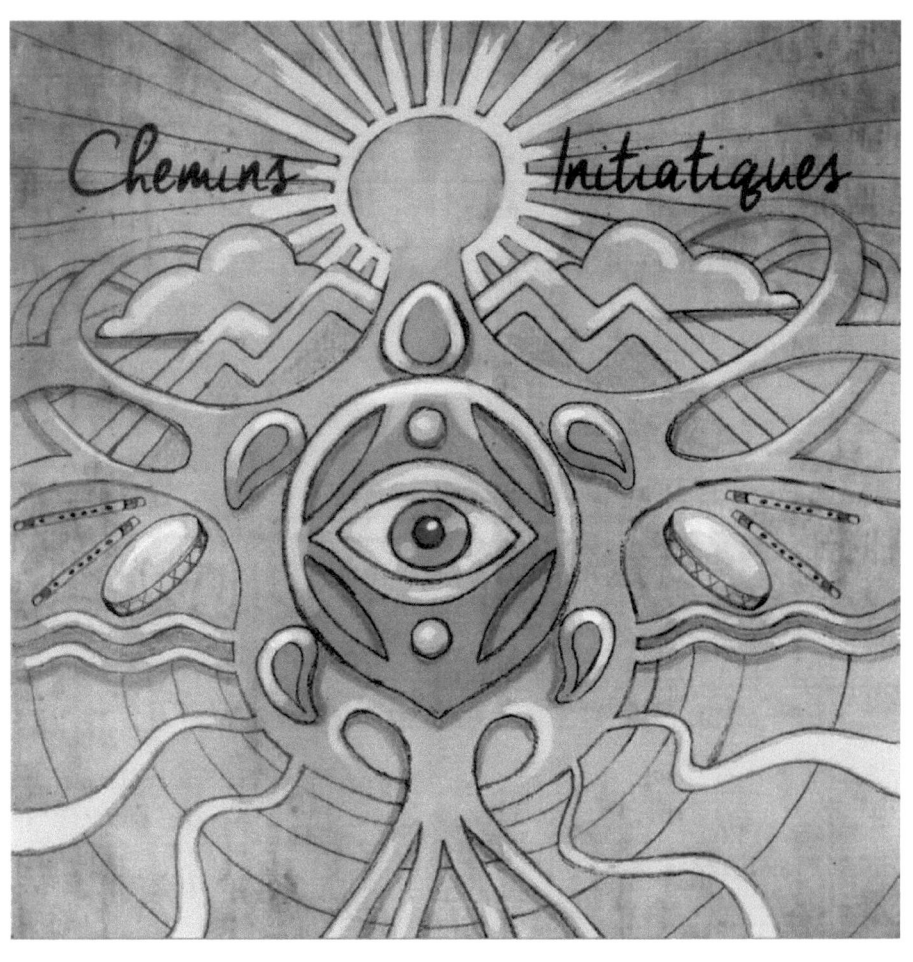

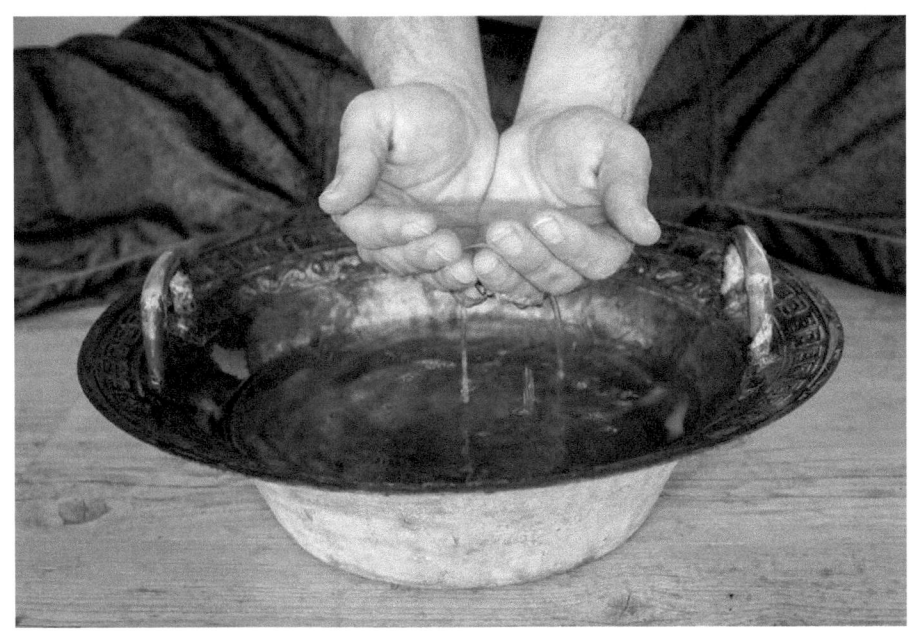

Il y a une voix qui n'utilise pas les mots.

Écoute..!

Djalâl-od-Dîn Rûmî

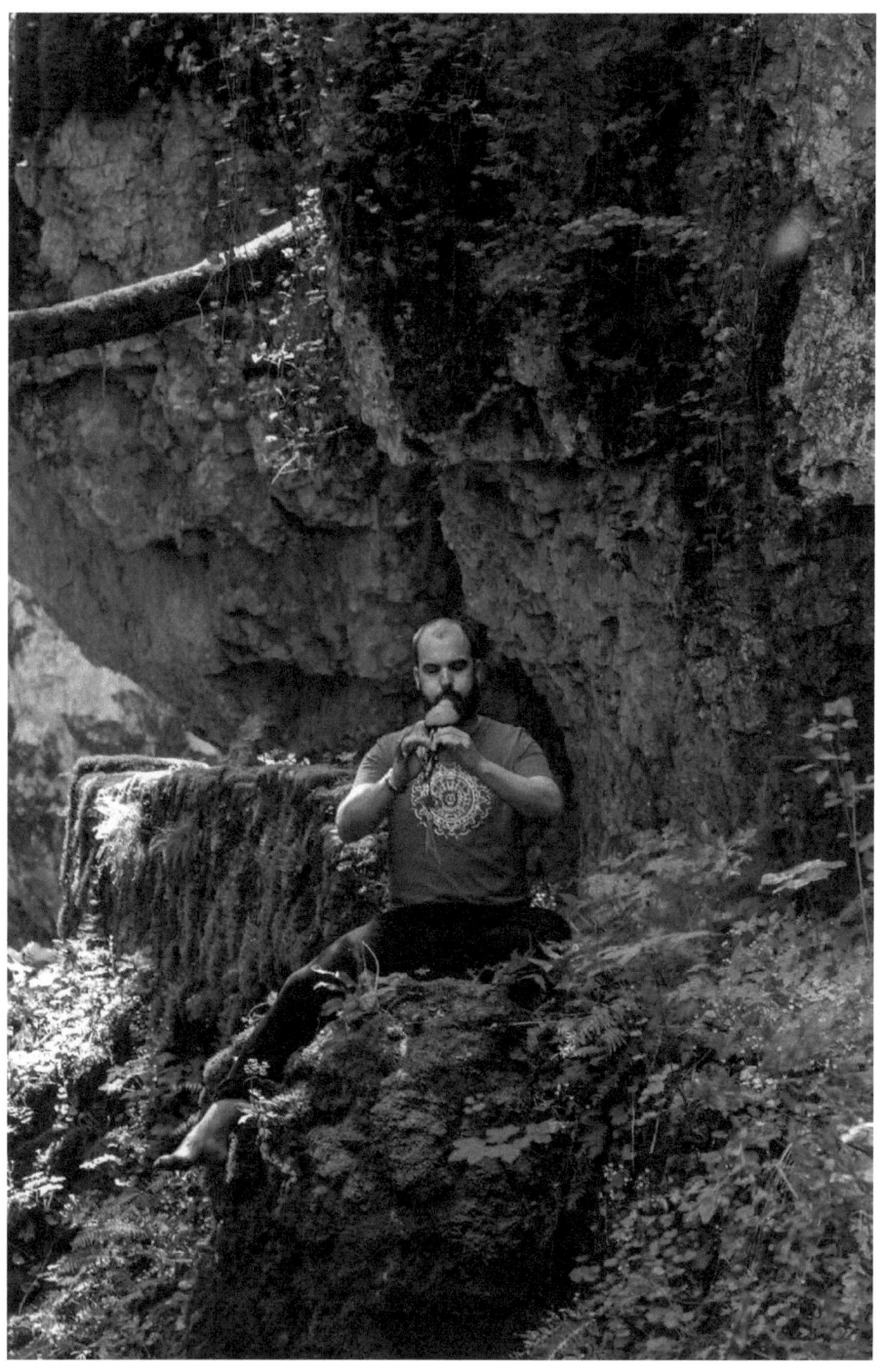

LIENS

- Le site de Nicolas Lespinasse

- www.yogavercors.fr

- Vente d'instruments de bols chantants

- www.jokat.net.fr

- Vente d'instruments de musique thérapeutiques -www.mandalia-music.com

- Michel Abraham,musique mongole-www.urya-mongolie.com

- Cathy Lefebvre sonothérapie -www.horizonvibratoire.com

- Crédit photos Vincent Juraszek-www.vjphotographies.com

- Art work Julia Surba-www.art-ethno.com

Table des Matières

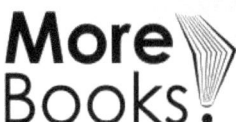
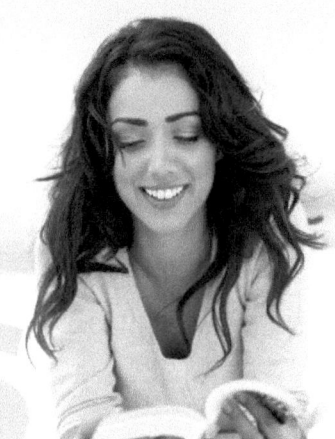

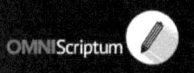

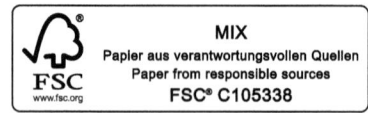

Printed by Books on Demand GmbH, Norderstedt / Germany